U0243515

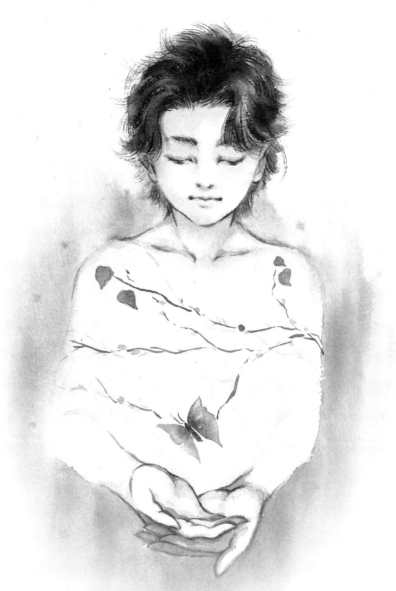

愿你得以觉照内心的阴霾，
愿你能够获得属于自己的那份自在。

张泽超

过好一个
你说了不算的人生

张沛超 著

SPM 南方传媒 | 花城出版社

中国·广州

图书在版编目（ＣＩＰ）数据

过好一个你说了不算的人生 / 张沛超著. -- 广州：
花城出版社，2020.7（2024.7重印）
ISBN 978-7-5360-9169-6

Ⅰ．①过… Ⅱ．①张… Ⅲ．①精神疗法 Ⅳ．
①R493

中国版本图书馆CIP数据核字 (2020) 第086930号

出 版 人：张　懿
策划编辑：林宋瑜
责任编辑：揭莉琳　林　菁　刘玮婷
技术编辑：凌春梅
封面设计：DarkSlayer
内文插画：杨醉文

书　　名	过好一个你说了不算的人生 GUOHAO YIGE NI SHUOLE BUSUAN DE RENSHENG
出版发行	花城出版社 （广州市环市东路水荫路 11 号）
经　　销	全国新华书店
印　　刷	佛山市迎高彩印有限公司 （佛山市顺德区陈村镇广隆工业区兴业七路 9 号）
开　　本	880 毫米 ×1230 毫米　32 开
印　　张	9.125　2 插页
字　　数	204，000 字
版　　次	2020 年 7 月第 1 版　2024 年 7 月第 7 次印刷
定　　价	49.90 元

如发现印装质量问题，请直接与印刷厂联系调换。
购书热线：020-37604658　37602954
花城出版社网站：http://www.fcph.com.cn

推荐序

武志红

有一种人，是可以学贯中西古今的。这种人，我们称之为天才。张沛超，是国内心理咨询界的天才。

有人是理性的天才，学识让你佩服得五体投地，但近距离接触他时，你会担心他好像只活在头脑和思想中；有人是感性的天才，他们对事物的感知力，以及在生活中的真实与通透，让你不由自主地喜欢他们，但他们好像不能把这些感性的素材，很好地编织到理性思维的世界中。

张沛超是我见过的、少有的理性天才与感性天才都兼备的人。本来每个维度能称为天才的人，已属罕见，而这两个维度都可以称为天才的人，就更难得了。

邀请张老师到我们平台开课时，我们曾商量，该如何定选题。谈话中，他说的一句话很触动我："太多人有很好的社会功能，但他们自己很不舒服，因为他们的自体在蜷缩着。"

所谓自体，对应的英文即self，可以直观理解为自我，但翻译成自体，指的是像生命体一般的自我。怎么判断一个人的自体是蜷缩着的？特别是，怎么判断自己的自体是这样的？这个标准非常简单，就是一个人是否自在。

张沛超老师就是一个很自在的人，这也许是比他的学识更醒目的一种感觉。所以最终决定请张老师来讲讲，一个不够自在的人，如何能活得自在一些。

这绝不是一个小议题，而是一个根本话题。张老师会围绕着这个话题，从各个层面去展开论述。在这本书中，你会看到他的理性天才和感性天才的味道。特别是他的那份自在，在他的讲述中，会自然而然地流露出来。也许你也能感受到，这份自在，并不多见。

自序

作为一名工作超过十年的心理咨询师，我出生在河南，在武汉读书和工作了十一年，现于深圳独立执业。

我一开始学的是生物学，硕士读的是心理学，硕士毕业后在一家心理医院从事心理治疗的工作，后来又回母校武汉大学，读了哲学专业的博士。博士毕业之后，我就到了深圳发展。作为一名咨询师，我的来访者在十岁到六十六岁这个区间。虽然是八〇后，但我也算得上是经验比较丰富的临床咨询师了。我的求学、咨询经历与此书所讨论的内容是有关系的。

为什么要创作这本书呢？

本书内容来自我在一个平台上所讲授的一门课程。很多朋友经常问我："如果我不能在你这里接受咨询，那么我应该如何通过你来帮助我自己呢？你看了那么多有心理困扰的人，有没有一些系统的想法，来让我们可以有一个反向操作、避免困扰的机会？"

首先是我的朋友们，他们对我有这样的期待。其次，就是一些朋友的朋友，他们知道我专门做心理咨询与治疗，所以相比较他们的朋友而言，我在这方面应该更有发言权。

　　其实这样的想法已经持续了很久，每次当我想回答他们问题的时候，我总是在想：普遍性的东西，其实我心里是有的。你看到一个人或者是很多人，他们用无数种方法作茧自缚，或者把自己的人生过得很糟，那么我们就知道，如果沿着他们的这些路继续往前走，肯定是会不自在的，甚至会走到一条绝路上面去。

　　错误当中其实藏着很多智慧。如果我们能够有一个反向操作、引以为鉴的思路，能够规避这些错误和风险，那么其实我们的人生会很自然地渐入佳境，逐渐获得一个自在的心境。

　　我这本书的中心思想是自在。我们知道，"自在"这个词其实它可大可小，一些高僧大德他们可以说获得了大自在。这种大自在对于我们这些在俗世生活的人而言，很多条件都是不具备的。我在这里所讲的其实是一个小自在的说法。

　　以往很多心理学和心理治疗的重心，在"自我"上面放得有点过了头。实际上，最终我们也变成了自我的奴隶。从自我到自在之间，其实有一条很长的路。

　　在这里我倒不是说自我这件事情不重要，其实很多时候我们在临床上从事的就是一个修补自我、重新发展自我的过程，但我不认为它是终点。如果你把它视为终点的话，那么这样一条路有可能会变得很窄，甚至越走越窄。

所以我希望把自己这十多年来，与青少年、中年人，甚至部分老年人的工作经验，提炼出一个系统来。这个系统就是以自在为核心，用自在来成就自我、克服自恋，帮助大家在各种各样的生活景况当中，比方说工作职场、家庭、一些社会圈子里边，能够适应得更好，而且又不会有太大的内在冲突。

从这个角度来说，我觉得这本书的适用人群是非常广的。甚至所有人看了这本书后，哪怕他们并没有百分之百地去应用，我相信也会从中有所获益。

为什么呢？尽管这本书是由我来写的，但其实我是我的来访者的"学生"。他们毫无保留地告诉我什么叫作使自己过得越来越不自在，什么叫作自我设限、自我设阻，什么叫作使自己成为某些看不见的力量的奴隶。

其实他们有很多沾满了眼泪的故事，有些不仅仅是眼泪，甚至是沾满了鲜血。我相信他们愿意告诉我这些故事，或许在内心的深处也传递出一种想法：如果我在这些人生遭遇中得到什么的话，其实就是我在其中所获得的智慧。我也希望别人能够尽早从这些牢笼和陷阱里边走出来。

当一个人获得了自在，哪怕是小自在，其实是非常受益的。一个自在的人会自然而然地使身边的人自在起来。有些时候，大家在一个群体当中，不知道怎么的可能就会引发一个过程：我们都把自己不自在的部分投到这个团体中来，最终这个团体变得令人非常难以忍受。

其中一个比较典型的团体就是家庭。有时候，我们真的会让家庭变成一个随时可以伤人的东西。但是我的解决之道并不是简单地去离开这个家庭，因为获得小自在的人也有在家庭当中自在的能力。

一些人在咨询的时候会问我："张老师，我究竟要不要离婚？我究竟要不要换工作？"很多时候我不会提出任何建议，因为这些想法背后其实包含了很多来访者不知道的东西。尽管他不知道，但是他受这些东西的影响。所以说，总的药方其实只有一个——不断地觉知。

说到觉知，你可能会想：我要觉知什么？觉知是一个很抽象的东西。其实在临床的心理咨询与治疗当中，有很多可以促进觉知、深化觉知的技术。这些技术其实不仅仅适用于遭受严重心理困扰的人群，它其实对于正常人也可以作为一种心理保健的方法。我在这本书中不光会提供一系列的新视角，也会提供一系列的工具包，但愿能够使此书真正变成一门通往自在的自助课程。

当然，前提是我们想要自在。我想，大家只要被这个词所吸引，肯定是遭遇了一定程度的不自在。这些不自在可大可小，可能是一些青春期适应性的问题、一些职场方面的障碍，或者是婚姻和家庭当中的不愉快，又或是一些中年危机。这些问题的背后其实可以用一个词来形容——不自在。

我们想追求自在，其实是存在思路的。这些思路就是我要在此书中给大家一一呈现的。

首先，非常影响我们自在的是我们自己的家庭。我们原先的家庭叫作原生家庭，在原生家庭里，很多东西的确是影响了我们的情感，影响了我们的愿望，影响了我们的价值观。我们会把很多从家庭当中习得的东西带到社会当中，带到职场里，带到新的家庭当中来。

第二个其实就是我们的情绪和欲望的体系。我们如果想不受制于家庭，你可能会想：这样好办，只要我不成家，或者离我的原生家庭尽可能远一点，这样的话，我是不是就能够获得自在呢？结果你会发现，有一些人离家已经很远了，可能有半个地球那么远，但他仍然生活在很多的冲突里。在这个时候，其实是由于他内在的情绪部分和欲望部分仍然处于未知当中。我们对自身情绪和欲望未知的程度越高，它们对于我们日常生活中行为的影响其实就越大。俗话说，"明枪易躲，暗箭难防"。

我们要在这个世界当中跟周围的人互动，就要做到知己知彼。很多时候我们"知己"的程度越高，其实我们"知彼"就会变得越来越轻松。

那么，对于我们自己而言，所要了解的非常重要的东西是什么呢？其实就是我们的情绪系统和欲望系统。

我自己在临床咨询过程当中，对这些情绪和欲望的系统做了一番梳理和总结。这里有我个人的一些思考，所以除了精神分析和人本主义心理学，也包含了我对中国传统文化，比方说儒释道的一些思考和实际的修习。

这些内容其实可以帮助我们学会：如何通过认知自己的情绪，从而可以悦纳自己的情绪；从被我们的欲望所指使，到变成我们欲望的主人。这样一来，我们其实就在内外两个方面有了自在的前提。

有了内外两方面的前提之后，如果我们的确还是遭遇了一些心理方面的困扰，我还会介绍一个模型来帮助大家。这个模型是我在临床当中不断总结所发现的，叫作ABCRS模型。至于具体内容，我在这里要先卖一个关子。

在最后，其实就是我们对于自在要有一个良好的愿望。我们需要在自己生活当中的每一天逐渐培植这样的愿望，无论在顺境还是逆境当中，这都是非常重要的。

当你内心有了对自在越来越强烈的追求，这个追求便会使心发生转向。当你转向自在的时候，你会发现你的心其实已经不一样了。

希望大家和我一起走过这一段自在之旅。

目　录

第一章

苦与自在的心理哲学

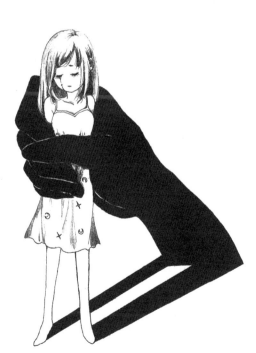

第一节
引言——过好一个你说了不算的人生

1. 即使我们的生活总在被他人影响，但仍然有活出自在人生的可能性。

2. 一个人的想法、价值观、应对生活的态度和风格，其实在他意识到之前，都已经在那儿了。

3. 路径依赖效应，是指原来你的心受到一种影响，而有了一种选择的倾向性，后来的生活就会持续地加强这种倾向性。我们可以看到一个人的原生家庭对他的影响是相当大的。

4. 苏轼不仅是政治家、文学家，也是一个过着自在人生的典范。

我不知道是哪个字眼吸引大家阅读此书，是不是"自在"这个词呢？还是"过好一个你说了不算的人生"呢？其实这两方面都是一样的。

我自己的职业是心理咨询师，在这个职业里我已经工作了十一个年头，所以大家可以想象，在这过程中肯定遇到了很多很多不自在的人。

如果我们想持续地工作下去，那也就意味着我们肯定要有把不自在转化成自在的能力，或者说能够在不自在当中安在的能力。所以，我就想把自己在临床当中以及生活体验里的一些感想分享给各位。

写这本书的目的本来就是要让大家稍稍自在一点，如果我在一个很不自在的情况下去讲述，哪怕内容看起来是有所帮助的，这样的一个背景、这样的一种情绪可能依然会使人感到不自在。所以，想到这些之后，我自己也就放宽了心。我觉得这个诀窍似乎已经找到了，那就是我尽量在一个相对而言比较自在的情况下，把内心想说的话分享给各位。哪怕不能非常及时地收到读者朋友的反馈，但是希望这会带来一种反思式的对话。

我在机场的书店里看到了武志红老师的新书。如果我没有记错的话，书的名字就叫作《拥有一个你说了算的人生》。坦率地讲，我的第一反应就是：真的吗？我觉得自己说了算这件事情，真的是太不容易了。

我的生活有多少是我自己说了算的？如果要确认一下，得好好地盘一盘。其实答案倒是挺吓人的。你自己可能觉得是自己说了算的，回头仔细看一看，那不一定哦。我们的头脑里充满了别人的想法，我们的耳朵里也充满了别人的声音，我们的心里可能也装了很多别人的情绪，如何叫我们自己说了算呢？

于我而言，一个本能的反应就是觉得自己说了不算。是不是这一点会让大家感觉到我应该是一个蛮悲观的人呢？对此倒是可以比较坦率地承认，我是一个悲观主义者，但是一个积极悲观主义者。

第一，其实我觉得人生不是用"算"来解决问题的。当然有些人会比较迷信，就想要把机关算尽，这样可能会获得一时的成功。由于我的来访者也会有很多成功人士，所以看到过这样的情况。这样的一种"算"，在他们人生的某些阶段的确发挥了作用。所以，它会给人甜头，人们就会觉得我要算，我不光要计算，我还要算计，我要自己说了算。

第二，就是我们自己其实也不大经得起盘查。在心理咨询与治疗的立场上，一个人的想法，一个人的价值观，一个人应对生活的态度和风格，其实很多时候在他意识到之前，或者在他想算一算之前，都已经存在了。

我想说的是你可以用原生家庭的理论来理解这一点，在这一点上我和武老师的见地是一致的。现在你也能够在网络上看到有些人，他们努力地要反对原生家庭的影响，也写了一些文章，看起来似乎颇有证据。我虽然不能说这些反对的人一定是空口无凭，但是作为一个心理咨询的临床工作者，在我看来，一个人的原生家庭对他的影响仍然是相当大的。

这种影响可以用路径依赖效应来解释：原来的时候，你的心受到一种影响，而有一种选择的倾向性，你后来的生活就会持续地加强这种倾向性。在你能够认识到它之前，其实这里头有一大笔账，这个账倒是真的应该好好算一算。

我自己的日常工作说直白一点，大概也是帮助别人算账，算人的一些负资产。为什么他觉得不幸福、不自在？这是由于他有很多的负资产。有时一个人尽管是赚了一些东西，但是需要填的坑是个"无底洞"，不管填多少，也还是一无所有。填的坑里什么都没有，所以他就会持续地感觉到不自在、空虚，感觉自己并非生活的主人。所以，在这方面来看的话，我跟武老师的这个出发点应该还是一样的，只不过我们对"算"的理解不一样。

我们知道有一个词叫"大自在"，有一些得道高僧，当他们圆寂的时候就会有"得大自在"这种说法。大自在，实在是太难得了，我本人倒是希望得到，但是看起来希望不大。那么大自在能不能有一些弱化的版本呢？比方说小自在，我觉得小自在我们还是可以追求的。

哪怕你的人生不是你说了算，甚至你觉得是爸妈说了算，或者你的配偶说了算，或者你的老总说了算，仔细看一看，他们说了也不一定算。哪怕我们世间有如此多的说了不算，如此多的不自在，我觉得从一个积极悲观主义者的角度来看，这个人生仍然值得一过，也仍然能够过好。

每当我想起"自在"这个词，一个人物马上就会浮现在我的脑海里。最近这些年好像他也变得热门，如果你关注微信朋友圈，你会发现他的名字，他的诗隔几天就会有。每次我只要遇到，都会阅读并转发，转发的时候加上三个字："俺苏神"。对，没错，他的名字叫苏轼或叫苏东坡。

我猜想他应该是得大自在了。无论是从儒家的角度，从佛学的角度，还是从道家的角度看，他很有可能都打通关了。这种境界不是我们算计算计就能到的，但是我们可以从这个人身上获得借鉴。

他的人生跌宕起伏的程度足以使很多人想放弃生命。他最高的官职可以说是副国级干部，最低的好像只到副科级。不仅如此，还被一贬再贬到惠州、海南。以前的惠州和海南，可不是今天这般好玩的地方，在当时可以说是"十来九死"。

在他的一生当中，很多时候其实都是自己说了不算的。他很小的时候，他的父亲就出来游学了，他像是一个在早年就没有父亲的孩子。但是他的确得到了比较好的家庭教育和早期教育，然后去赶考，还考得相当不错。

从"顺"的角度来说，他的确受到很多赏识，有很多朋友。从"逆"的角度来说，他的政见可能会有政敌反对，甚至要取他的性命。所以，他的一生完全不能说自己说了算。但是他每到一个相对而言比较糟糕的处境的时候，他总是能够过出滋味。当我讲到这个的时候，真的是想到了"滋味"这个词。这里面有东坡肉的滋味，有荔枝的滋味，有生蚝的滋味，这些东西跟苏轼都有关系。我最喜欢的一种茶壶叫石瓢，也是苏轼发明的。

好像不管情况怎么糟糕，他都有随时随地获得小自在的能力。古往今来的所有圣贤当中，这一点我是最羡慕、最佩服的，非常庆幸这个世间居然有这样的一个人来到过。我们不能说这个人完美，我们也不需要他是完美的，但是他在一生当中能随处自在，这点很多人难以做到。另外，还有些自在的人不是我们文化背景下的，我们借鉴起来也不是很有代入感。

苏轼有一本著作叫作《东坡易传》，《东坡易传》是他为《周易》所做的注解。在《易传》当中，能看到苏轼内心其实还是有蛮多苦和愁闷的。但即使在他内心有这么多苦和愁闷的情况下，他也仍然保持豁达的心态，过着自在的人生，这对周边的人来说也是一个很好的榜样。

在此我非常诚挚地把我的这位精神偶像介绍给各位，正是他给了我与大家分享自己的小自在体验的勇气。当然了，这并不是要求一定要去看他的书，这可能会把自己弄得不自在。想追求自在，最后变得不自在，想自己说了算，到头来有可能自己说的一点都不算——我们要提防这样的陷阱。这句话既是我分享给各位的，也是说给自己听的。

第二节
人生有哪三种苦

关键语

1. 求而不得之苦。别人有的我没有，我想得到。这样的想法，就形成了一种心理的欠缺感。与他人比较，会知道自己原来有那么多东西没有得到过。这个时候就形成了一种心理上的落差，这个落差其实也可以视为某种比较小的心理创伤。

2. 得而惧失之苦。自己的好东西，会想方设法留住，害怕失去。很多东西都岌岌可危，它们会或早或晚离开你。这个时候你对它们可能会与你分开的这种忧虑就会占据你的生活。

3. 失而怀念之苦。与好的东西分离后，持久的思念会让我们产生苦的感觉。对于丧失的东西，我们能够比较好地"哀悼"，就可以与其保持一种持久的关系。一旦有这样的关系，就可以克服丧失带来的苦了。

我们先来谈谈"苦"这件事情，也就是酸甜苦辣的苦。为什么要谈论这个话题呢？这与这本书的总体定位是有关系的。

我对这本书的定位是凉茶，而且这个凉茶不属于比较流行的王老吉之类的这种大众饮品，相对来说是比较传统一点的。

凉茶在两广地区有很深厚的群众基础。虽然不一定是每个人每天都需要喝，但是有些时候真的管用。我们讲的自在，其实就像凉茶一样。它不一定非常甜美，闻起来不一定非常芬芳，喝起来也不一定很酷，但是喝了之后可能会有一点点自在的效果。

凉茶一般来说都是苦的，有很苦的，也有一些相对来说没那么苦的。由于我的家族是做中医的，所以略通医理。到了岭南，就在深圳这个地方，一开始每到梅雨季节，当地叫"回南天"，身上就容易长一些包。我给自己取一些中药来吃，会有一点效果。但是后来我发现饮用本地的凉茶，效果非常明显。一方水土养一方人，一个地方的人的不安宁、不自在的现象，可能要通过本地的一些资源才能够比较好地对症治疗。所以，我希望这本书能接地气。

我是一个中国人，而且作为心理咨询师，接见的来访者大多都是中国人，所以我对于中国人心理的理解是相对比较深厚的。心里的难受，其实都是苦。就像凉茶不管怎样调，它的基底的味道一定是苦的。我们的内心世界，也有很多这种基底的苦，一般来说分成三大类，基本上就比较周密了。

第一种苦叫作没得到的，就想要。大家想想，我们日常生活当中有多少没得到而想要的苦呢？我们现在想要的东西比以前复杂好多，你只要一打开手机，别人是怎么生活的，别人的吃穿用住都是什么，最近有什么新的牌子上市，这些其实都在牵动着我们的心。其实就连别人听了什么课，最近有什么新鲜的课程，只要我没有的，都会想要。这样的"想要"，就形成了一种心理的欠缺感。

我们在前文中不是提到苏轼吗？苏轼要是活在我们当代，没准他就没那么自在了。他自己毕竟曾经生活得比较富裕，所以在那个时代能够有的享受他是见过的。既然见过峰顶，享受过那些最好的，那么忍受那些没那么好的，就会容易一点，不会那么想跟周围的人攀比。要是搁现在，他可能会比宋朝的时候知道的多得多。爱攀比是我们的天性，他内心想获得跟那时候一样的自在就不容易了。

我们在临床上也会见到很多事例。有时候倒不是说你一觉得有什么欠缺的，就会马上形成一种心理上的不自在。在当下如果你过得不好，由于你也不知道别人的生活好在哪里，其实还比较好忍受。就像有些青年，他们上大学之后，到了大城市生活，这时候一比较才知道自己原来有那么多东西过去没得到过。这就会形成一种心理上的巨大落差，这个落差也可以视为某种比较小的创伤。

我们追求很多东西，有时会误以为这真的是我想要的。我想要成功吗？在这个社会当中，成功有很多标签，如果你没有这些标签，谁会认可你是一个成功的人呢？所以，所有的广告都在告诉你："你是不足的。你这个没有，那个也没有！如果你有了我的这个产品，你将会感到怎样怎样。"

我们在自己的无意识里就会形成很多这样的条件语句：如果怎样怎样，我将怎样怎样。这样的语句，有时候就像魔咒一样，它们会接管我们的头脑，会让我们误以为自己想要的人生真的是这个样子的。

我在武汉求学的时候，大家的生活都差不多，所以不会感觉到成功一定要怎样怎样。到了深圳之后，贫富差距比武汉要大很多，在这时候就会想：如果我怎样怎样，我将怎样怎样。因为我接触到很多来访者，他们比我有钱得多。但是与这样的来访者群体工作一段时间后，我对于"如果很有钱，生活将怎样怎样"的这个想法，其实就松动了。你会发现即使很有钱，很有资源，他们在第一种苦，"求而不得"这方面也不少于此时的你。

所以，我们其实在内心可以算一算第一种苦：我想得到什么？如果我得到了，我将会怎样？

第二种苦就是你已经得到了，但是你害怕失去。我不知道这句话是谁说过的，但是我经常会引用："你有的东西，它们也在'有'着你。"如果你有很多房产，你其实是要打理的，你不能任由它们在那里空着，对不对？如果你有很多钱，你肯定要思考理财的问题。如果你有很多资源，你要想方设法地去维护。如果你聪明、健康又美丽，那你一定不希望失去它们，对不对？你会有一种压力，要使自己持续地聪明，要不断地学习，掌握这些属于聪明人的标签，这样的话，在别人眼里才是一个不掉队的人。如果你健康，你一定要持续地保持健康，你要经常在朋友圈里晒一晒，我正在享受着非常健康的生活方式。如果你有美貌，那你要小心了，很多人都在乎你的美貌。如果你不保持好它，那你在其他人心目当中可能慢慢地就会贬值了。

所以你有的东西，你都会担心失去它们。我们在青年时期其实并不这样觉得。从青年到中年，尤其是在中年到老年的过渡期，就会感到很多东西都岌岌可危，它们或早或晚都会离开你。这个时候你对它们可能会与你分开的这种忧虑就会占据你的生活。这是一种苦。

第三种苦，我相信大家不难推理出，那就是已经失去了，但是你有思念之苦。就像卖火柴的小女孩想起在天堂的奶奶，这就是一种苦。讲到这里的时候，人们可能会想到很多自己已经丧失了的好东西。

如果丧失的东西，我们能够比较好地哀悼，这种哀悼是一个健康的心理行为。这里的哀悼[①]，不是日常术语当中的哀悼，而是精神分析里弗洛伊德特用的哀悼。

如果你能够比较好地哀悼，你就可以与丧失的人或者物保持一种持久的关系。一旦有这样的关系，你就可以克服丧失带来的苦了。但是，如果这个过程没有正常发生，那我们的生命就会被已经丧失的东西所抓住。比方说抑郁，抑郁的人看起来没有生命活力、死气沉沉，甚至真的会有一些自杀的想法。从精神分析的角度来看，抑郁可以说是与丧失的人发生了认同：我最美好的东西已经不在了，如何在想象当中继续拥有这些东西呢？那就是我本人也要变得死气沉沉，这样的话，才能够保持与已经丧失的人相联结。

---

①精神分析的理论中，哀悼构成了成熟的核心标准。不能哀悼被视作忧郁体验和痛苦的核心。哀悼是分离和永别的过程，在这个过程中我们可以疗愈丧失感，一种简单的形式是在心中对失去的人或物说："谢谢你给我带来这些深刻的体验，现在我可以跟你说再见了。"哀悼被理解为一种创造性的关系过程，与"逝者"产生一种新的、爱的关系。生活中常见的祭祖，就是哀悼的一种表现形式。

　　这种病理学很深刻。你看我们的苦，我们心理上的烦恼、不安、不自在，仔细想一想，这些苦其实是会落到这三个范畴里的：没有的，想要；已经有的，怕丢；已经丢了的，怀念、想念。

　　如果想获得小自在，我们一定要认清自己的这些苦。

第三节
四种远离苦的方法

关键语

1. 离苦得乐。我们总是希望有尽可能直接的方法解决苦恼，这个思路不假，但是里头有陷阱，最好要了解清楚我们的苦恼是内在何种力量失衡的表现。

2. 苦中作乐，不是忍，它的前提是我们知道苦是一种信息的传递。各种不安有一种报信的作用，这有利于我们未雨绸缪，及时做出一些调整。

3. 以苦为乐，不是受虐。我们之所以觉得负面情绪难受，无非也是因为我们太贪恋所谓的正面情绪。有些正面情绪也不一定是自己真的喜欢，更像是一种从众心理。

4. 不苦不乐是一种大自在的状态。

你们看完第二节是不是感觉这凉茶可能药劲有点大，怎么说来说去好像把人生说得这么悲观？大家不要担心，在前文中，我已经写了，我是积极的悲观主义者。哪怕世间有种种不自在，种种自己说了不算的事，我们还是有过好这一生的思路和方法的。

我们讲完三种苦，这一节跟大家分享四种离苦之道。很好，方法比困难还要多出一种。第一种叫离苦得乐，第二种叫苦中作乐，第三种叫以苦为乐，第四种叫不苦不乐。

第一种，很好理解了。如果大家被我这本书所吸引，大致可以猜想可能是有一些不自在。想把这种不自在变成自在，那不就是离苦得乐吗？

一般来说，找到心理咨询师的人，都有些这样的想法：我要尽快离开这种烦恼的情绪、没那么开心的人际关系、令人感到压抑的环境、生活当中的逆境，或者比较糟糕的家庭。内心当然是希望没有这些困扰，所以离苦得乐或者离苦求乐，这是一个很惯常的思维，没有什么问题，大家都是这样。如果发烧了，"烧"就是苦，如果退烧退得快，就很快乐了。我们都希望有尽可能直接的方法来解决苦，这个思路本身并没有问题，但是这里头有陷阱。

俗话说，"病急乱投医"，很多时候一种精神或者心理上的痛苦，尽管在现代的精神医学看起来它是一种症状、障碍，但是从传统医学的视角来看，那个症状其实只是一种表现而已。如果，你不知道它是内在何种力量失衡的表现，而只是对症把这个苦给干掉了，没准会有其他的麻烦。

比如临床上会看到一些特殊恐惧症，有些来访者本来是觉得A恐怖，我们经过一番疏导、调节，他觉得A不恐怖了。过一阵子，他又觉得B恐怖，我们再把B干掉，他有可能会觉得C恐怖。如果你只是想离苦得乐，这个苦可能会卷土重来。所以，重点还是要看一看这样的苦是不是在传递着某种信息。如果这个信息没有被正确理解，那真是一苦未平，一苦又起，这样是很难感到自在的。

于是我们有了第二种思路——苦中作乐。这时候你要锻炼你的心智，让它对苦有些耐受力。当我们说耐受力的时候，要注意我们并非鼓吹一种日常生活当中所提倡的忍耐、忍让。"忍"字头上一把刀，咬牙切齿的话，是难以苦中作乐的。

苦中作乐的前提是，我们知道这个苦是一种信息的传递。从这个意义上来说，它不是什么纯粹坏的东西。这种不安有一种通风报信的作用，这有利于我们未雨绸缪，及时做出一些调整。这就像是比较时髦、流行、曝光率比较高的抑郁症一样。这个抑郁症就其症状表现而言，是情绪低落、意志减退、思维迟缓，各种欲望都比较低。我们都不喜欢这种状态。但是从另外一个角度讲，这些症状其实可以被总体概括为能量节省模式。就像你的手机一样，如果电量储备很低，它会自动启动节电模式，很多智能的东西用不了或是性能降低，但是它可能会保障你在一个很糟的地方，比方说在无人区，能够挺过来、撑过来。

所以抑郁症状其实也有进化上的积极意义。从进化心理学的角度来看，为什么要有这样一个机能呢？这个机能其实也是自然选择的结果，有它的好处和意义。一旦有了这样的见地之后，我们有了某些症状，可能就没那么难受。因为我们知道这是一种提示，这个提示很重要，需要我们慢下来看一看，尤其是往内看一看。这就是苦中作乐。

那比这个再高级一点，是以苦为乐。这个以苦为乐，听起来很受虐。没事你干吗以苦为乐呢？苦就是苦嘛。

就像凉茶这种东西，你仔细地品一品，它是回甘的。很多药材其实是苦中有甜，苦中有甘。我们人生所遇到的各种不自在、各种逆境，如果你能够去品味它，就像苏轼那样，逆境其实也是一种风景。苦是一种味道，负面情绪只不过也是情绪罢了。

一束白色光分解成七色光，有些人喜欢其中的红色，讨厌紫色，有些人可能正好相反。可是，你也不能把不喜欢的颜色从白光当中剔除出去。我们之所以觉得负面情绪难受，无非就是因为我们太贪恋所谓的正面情绪——"一定要很开心，一定要像打了鸡血、喝了鸡汤一样"。有时候其实也不一定是你自己真的喜欢这样，只不过就是一种从众心理罢了。

卖鸡汤的人肯定喜欢给你大勺喂鸡汤嘛，你自己的身体是不是一定需要鸡汤呢？不一定，你很有可能需要凉茶。好好品一品，我们的各种不自在里头也有它们的味道。你们看一看苏轼的一生，或者看一看明代的大儒王阳明的一生，他们真的可以把这种不自在品出味道来。

我在贵州玩的时候，拜访了很多与王阳明有关的遗迹胜地，其中有个地方叫作"玩易窝"。王阳明特别喜欢研究《易经》，于是就在这个地方专门研究它。你会想象这里至少也应该有张书桌，哪怕没有书桌，也尽可能宽敞，都不是，它只是一个仅够容身的山洞罢了。

这个地方居然也被他品出了安乐窝的味道。从这个角度而言，王阳明就是以苦为乐，而不只是苦中作乐。只是苦中作乐的话，你的心其实还是惦记着：雪碧好喝，凉茶好苦！

如果我们有幸，可能会从小自在迈向大自在。虽然我本人绝对没有到这个水平，但是我的内心对这是很羡慕并且向往的。

这种大自在就是第四种——不苦不乐。这就是"一味"。世间的各种滋味本质上是一样的。这倒并不是说我们的味觉变得很麻木，分不出甜和苦。我们甜和苦都能够分出来，只是这种情况下，觉知水平比前边三种都要高，我们不再特意区分甜和苦罢了。

很多时候心理咨询其实也是帮助另外一个人觉知。一个人的觉知水平越来越高，他其实能从他的周遭，还有他的内心品出很多种味道。

为什么又叫"一味"呢？因为这个时候我们没去分别它们，不是每天都想着贴个标签。比如说今天过得好开心，我明天一定要像今天这样开心才行，我要保持它。如果贪恋这种状态，其实也就进入了苦的循环，是自己给自己找不自在了。

不管每天是怎样的，无论是好是坏，你如果没有起那么多分别心，其实坏的日子过起来就没有那么难熬。没有那么难熬的时候，其实离随处自在也就不远了。

我坚信人群当中有人的想法跟我是一样的，最终还是会以这种不苦不乐、这种"一味"作为大自在的一个方向。希望我们这样的缘分能够持续下去。

第四节
受苦时的四种心态

 关键语

1. 我们对于苦难和不如意，有四种心态：难受、忍受、接受、享受。

2. 被我们忍受的东西蓄积在内心，久而久之很可能会发展为身心疾病。

3. 接受和忍受的区别在于前者是一种不偏不倚的接纳，心灵是敞开的，而后者仍旧是在不平等地看待事物。

4. 我们想过自在的人生，可以从接受开始，慢慢提高心态中享受的比例。

这一节来讨论一下受苦四艺。听起来就像是受苦的四种艺术，"苦"和"艺术"，这两个词居然可以放在一起？估计现在你们不会心服口服。但是我希望不管怎样，可以带着这样的疑问，继续共同研讨下去。

前文已经谈到我们的生活当中有很多苦，我们可以完全不考虑佛教的因素，不考虑佛教所界定的一种本体意义上的苦。即使在我们的日常现象当中，也有很多无处不在的苦。这种苦，当它接触到我们心灵的时候，就像是一块烙铁烙在我们的肌肤上一样。

那第一步当然是难受，我不知道你们如何形容现在的心情，如果你在朋友圈里观察，会发现很多人好像都在表达自己被生活所迫。这其实都是种种的难受。

我们的难受可能来自很多方面，比较直接的就是我们有情绪上的难受，感到不开心，要么是有些紧迫的事情我们不得不处理，要么是这种我们不得不处理的事情，一而再再而三地发生。当它们发生很多次的时候，就像是心理学上所讲的习得性无助[①]一样，我们会感觉到有些郁闷。

除了心理上这些明显的不快之外，可能还会有一些孤独感。如果你的生活当中没有很亲密的关系，那么可能在工作之外就难以有很好的联结。这样带来的一种孤独，其实也是一种难受。尽管它不是特别锐利、剧烈，但是如果缓慢地累积起来，也会使我们的心灵感觉到沉重。

有时候我们的难受就来自生活当中的其他人。我们现在很难做到像隐士一般地生活，所有的名山大川全都在手机的信号网里，你不管走到哪里，大家都可以找到你，所以想独善其身很困难。

在这样的社会里生活，我们总是和人发生着这样或者那样的关

---

① 习得性无助是指因为经历了重复的失败或惩罚，而形成的一种对现实感到无望和无可奈何的行为、心理状态。有习得性无助的人，在可以主动地避开不好事情的情况下，却认为自己做不了什么而绝望地等待痛苦的来临。

系。有些是一种垂直的关系，比如你可能会被你的父母所要求，被你的上司所要求。有时候你也不得不要求自己的孩子、晚辈。这样一种像是上线下线一样的关系，其实会带来很多难受。因为理想的状态就是我们不管别人的闲事，也不让别人管我们的闲事，但是这一点实在太难做到了。即使我们不考虑垂直的，我们也要考虑水平的。在水平关系当中会有很多竞争、结盟、孤立、挑战等来自人际关系的苦，其实也是一种难受。

我们的心在面对这样的难受的时候，最经常的反应就是忍受了。为什么呢？我猜我的读者朋友都是成年人，我们都很清楚，难受的时候并不是都可以及时发泄出来的。成年人的世界里没有想怎样就怎样这回事，所以很多时候我们都是忍受、忍气吞声、忍耐。

这样一种忍受，可能帮助我们减少了生活当中的一些即时性的麻烦，但是我们所忍受的这些情绪，所忍受的这些我们不能酣畅淋漓地表达出来的愿望，它们在心理学上就像是未完成的事件一样，会蓄积在我们的身心里。久而久之，这些蓄积起来的情绪和愿望，就可能由无形之邪变为有形之邪。

当我这样说"邪"的时候，是指一系列的身心疾病。很多病其实都是忍出来的。尽管存在着一些基因和感染方面的原因，但是我们的过分忍受，的确削弱了我们的有机体进行正常防御的能力。所以很多好人，这个好人在这里要稍稍加一个引号，他们可能身体就没有那么好。

或许他们对于苦就是一种逆来顺受的态度。这样的一种忍受，使他们在生活中没有什么活力，因为他们的能量用来进行"忍"这样一种要求很高的心理活动。而另一方面，这些忍受的东西如果没有被转化，它们有可能就会转变成一些身心疾病。所以到了忍受这个层次上，虽然我们不得不承认这是必需的，但是它还谈不上是一种真的艺术。

接下来谈一谈接受。接受其实很有艺术性可言，虽然接受跟忍受有时候从表面看起来似乎区别不大。一个人没有发作，那他究竟是忍受着，还是他真的接受了？其实是很不一样的。我要强调的是：忍受就是忍受，接受就是接受。如果你只是忍受而没有接受的话，迟早你会意识到这一点的。

当我们要接受某种东西的时候，其实这里头包含了一个过程，那就是我们知道要接受的是什么。这样的一种接受代表着一种不偏不倚的接纳。接纳就像镜子一样，当放在鲜花前边的时候，那它就映出鲜花的相。这种感觉可以说是接受。如果把它放在粪便前边，镜子其实也是原原本本地呈现出粪便的样子，这就是接受。

接受代表着一种非常敞开的特质，没有很多主观上的评价；忍受其实代表着我们的内心对于所受的东西存在着分别。如果是一个很好的东西，一道美味的菜肴，我们不会想着要忍受着不品尝它。一旦当我们的心是忍受状态的时候，其实我们没有留意，自己已经给"受"贴了一个标签——这是坏的，所以我就要忍着。到了接受这个层面，更多的是一种平等的心态。

如果能够逐渐训练自己的心，逐渐变成接受、接纳，甚至是悦纳的态度，我们慢慢就进入享受的阶段了。我们的心需要粮食，它的粮食是什么呢？其实就是各种各样的情绪。我们会倾向于一些比较好的、轻松的、正向的、愉悦的、积极的情绪，这些可能更多的是享受。那些负面的、消极的、看起来异常的情绪，我们如何享受它们呢？

这些所谓的负面情绪跟刚刚所说的正面情绪一样，都是心灵的粮食，只不过这种粮食的味道初品起来没有那么美味。之所以没有那么美味，可能是因为我们已经在认知上给它加了一个标签。由于这个标签我们产生了回避的行为，这样的回避行为正好形成一个循环，又被我们诠释为这个东西真的不好。如此一来，我们就无法享受这些看起来坏的东西，比如负面的情绪。在这里要稍稍谈一下，当我们此处谈享受，尤其是享受那些没那么好的情绪，一些苦的情绪的时候，这一部分要跟受虐的心态区分开来。

受虐心态的形成很复杂。在受虐里头，人真的是把负面的情绪当成好的，被大家通常所理解的好情绪可能在他这里就不是好的，甚至是坏的。这里头一样有不平等，在不平等的心上，还有一些倒错的观念。①这种观念并不是真的享受，在接受的前提下才会享受。

---

①受虐心态中的人，并没有悦纳"好"和"坏"，没有对它们抱着开放、欢迎的态度，仍旧是把"好"跟"坏"视作对立的、不和谐的，也就是此处说的不平等。另外，倒错是指那些受虐心态中的人，把"坏"当成"好"来看待，异于常态。

日常训练法

1. 大家拿出一张纸，列出下面这三类事物，看看自己究竟有什么"苦"。只要开始做这样的练习，没准就能够获得一点点自在了。

希望大家借这个机会看一看：我们内心的不自在，究竟有哪些？

没有但想要的	有了怕失去的	已经失去但一直怀念的

2. 希望大家逐渐能够获得享受的能力、提升享受的比例，这不是一件容易的事情。你可以取出一张纸，把你的难受、忍受、接受、享受画成一个四栏表。比方说今天即将结束了，使我难受的是哪些？我忍受的是哪些？哪一部分我在接受，或者是我在尝试接受？我享受了些什么？

	难受	忍受	接受	享受
	今天使我难受的是什么？	今天我忍受了什么？	今天哪一部分我在接受，或者是我在尝试接受？	今天我享受了什么？
事件				
在一天中的占比				

当我们把今天的所思所感都填到四栏表之后，接下来可以再动手把它变成一张饼图。如果这四种各占25％，这个饼图就很好画。那就是一个四等分的圆，但可能不是这样的。不管怎样，我们可以画出我们今天在面对苦的时候四种态度的饼图，并且给它标记上日期，与上面的四栏表放在一起。到明天傍晚，可以重复这个训练。

过一段时间，我们把这些图表累积起来，仔细研究，可能会发现，我们的心灵其实在慢慢地转化。或许难受的比例有所降低，接受的比例有所升高；或许一开始完全没有享受这件事情，过了一个月之后，可能有一些事情是可以享受了，这可是一种了不得的艺术。

要知道，很多事情我们说了不算，这么多事情说了不算，如何获得自在？我们可以提高自己接受和享受的比例。可能接受就是一个小自在的特征，到了享受就是大自在的特征了。所有的大自在也是由很多小自在累积起来的。希望大家会喜欢并坚持这个练习。

第二章

准备获得疗愈：拥有一颗四转向心

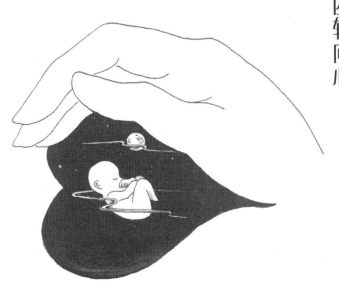

第一节
四转向心总论：你真正想要的是什么

1. 你的心真正想要什么，你整个人的状态都会与之相符合。

2. 一个人可能受苦的束缚和影响，但是他内心无比渴求自在。由于他的心发生转向的缘故，他已经走在自在的路上了。

3. 追求自我像是在追求"我说了算"，追求自在像是"我说了不一定算，但是这并不影响我存在的整体质量"。二者并不矛盾。

4. 很多时候我们的症状就像信使一样，它提醒我们要使心发生转向，看看自己真正想要的是什么。

我们接下来有五讲的内容来讨论四转向心的问题。这是我从临床工作当中总结出来的，除了在自己的工作坊和系统培训上，并没有公开发表过。但是我之所以要把这个概念放在比较靠前的地方，是因为对我而言它实在太重要了。所以我也希望大家能够尽早知道这个理论。

我们的心有很多种状态，无论是明是暗，它都朝着某个目标。朝着某个目标的时候，我们就可以说这处于心的某种转向的状态。如果你很想有钱，那你的心就转向钱；如果你非常渴望平静，那么你的心就转向一个平静的状态。如果你的心转向着有钱，哪怕你现在不是很有钱，这样的状态也跟另外一种心的状态有本质的不一样。其他的心的状态，比如想要平静，那么即使现在心还不平静，但由于发生了这种转向，跟刚刚那种想急着变有钱的心是不一样的。

为了把这一点说清楚，请允许我使用一个故事。我们知道珠峰是世界上海拔最高的山峰，很多人哪怕知道自己不一定能爬，心里也会有攀登珠峰这种愿望。我的心里是有过这样的愿望的。我见过两位攀登过珠峰并登顶的人。当我们想攀登珠峰的时候，其实我们的心就转向了攀登珠峰这件事情。哪怕我现在是在深圳，我的心如果转向了珠峰，从某种意义上来说，我已经在攀登珠峰了。或者说得更彻底一点，我已经在珠峰上，只不过是在深圳这海拔几十米的位置。

我为什么会有这样的一个想法呢？这是来自我在西藏旅行的经历。在拉萨的街头有很多甜茶馆，里面会有天南海北的人，也包含了拉萨本地人。我每次去都会在这里好好地耗一耗时间，因为这个地方实在太有趣了。倒不是甜茶本身无可取代，而是这样的氛围无可取代，在深圳、北京、上海找不到这样的地方。

假设我们这几个人是想攀登珠峰的，要从北坡攀登，所以第一站要先到达拉萨海拔四千多米的地方，你会跟同一个茶馆的人聊各自的生活。在这里，大家对陌生人是比较热情开放的，这一点跟北上广深不太一样。

别人可能会对你是从哪里来的感兴趣。我有过这样的经历。在甜茶馆里我向当地人展示深圳和香港的夜色。深圳和香港的夜色其实相当不错，如果你去其他地方旅行，相比深圳和香港的夜色而言，其他的地方可能还要逊色一点。尤其是香港维多利亚港的夜色很美，它层次感很丰富，色彩也很饱和，看起来的确不错。

当我把手机里存的这些深圳和香港的夜色图给藏族朋友们看的时候，我发现他们看起来对这些地方比较神往。的确在他们生活的地方没有这样的色彩。你能够发现，当他们看到手机上展示的非常丰富的夜生活的时候，他们的瞳孔也会变大，正如我们看到雪山冰川的情境那样。

当两拨人在海拔同样的茶馆内相遇的时候，由于我们的心转向的目标不一样，其实路也就不一样。对于我们想去珠峰的人而言，我们在这个海拔四千多米的位置，哪怕距离登顶还远，但是由于我们的心是向着珠峰的，你可以说我们其实已经在攀登珠峰了。只不过我们在珠峰海拔四千多米的位置休息。当你真的爬到最上面的时候，你可以做一个思想实验，究竟哪一个地方才叫珠峰？是不是最上边尖尖的这块石头？如果这个石头是珠峰本身的话，我们可以花一点钱把它搬回到平地，搬回到深圳。这么做的话，你也许就可以拿这块石头收钱了。

这个思想实验显然告诉了我们，仅仅把珠峰定义为最高处的这块石头是荒谬的。

我认识一个成功登顶的人，他是我的老房东。我问他登顶之后有什么样的感触，他亲口告诉我，他发现这一路走来全都在珠峰上走。这件事的确启发了我对于心转向的理解。如果你的心转向珠峰，不管你在海拔多低的位置，其实你就在珠峰上。如果另外一拨人想来香港，哪怕他们还没到，哪怕他们的海拔位置跟你是一模一样的，其实他们已经在香港了。

大家可以把所有的地名代入进去，你把你的终点、目标定义为什么，它就会使得你的心的状态有本质的变化。哪怕你跟别人从外在看起来处于同样的条件里，你们也是非常不一样的。

我说的这件事情，对于此书的论题会有怎样的启示呢？这本书是有关自在的。我大约从十年前开始思考自在的问题。有些人的心不想自在，也就是说他不把自在视为像珠峰或者香港一样的目标。在这种情况下，哪怕他在精神医学的标准看起来完全健康正常，我们也可以说他并没有处于一个自在的状态，因为他的心不朝向自在。

如果有另外一个人，他可能受着身心的多重负担，或者说受苦的束缚和影响，但是他内心无比渴求自在。这就相当于一个人在海拔很低的位置上，可他的心非常渴望珠峰。套用我刚刚的"珠峰茶馆理论"，这个人由于他的心转向的缘故，他已经自在了。他尽管没有完全拥有它、占据它，但是由于心的转向，他其实获得了自在。就像是一群人在一个房间里，他们的手机都连着不一样的Wi-Fi，连接Wi-Fi A的人，他们就可以说是转向A的一群人，连接Wi-Fi B的就是转向B的。尽管外在形象看起来，这些人似乎没有什么区别。

我自己的体会是什么呢？一个人哪怕受了很多苦，有很多不自在，但是只要他内心渴望自在，把自在当成追求的目标，就我本人的临床工作而言，是比较欢迎这样的来访者的。坦率地讲，那些价值观跟咨询师比较一致的来访者，疗愈起来障碍会比较小。还有一些来访者，可能病得并不重，但是他追求的目标不是自在而是自我，其实就会有一些困难。

我在整个临床的思考过程中，想的其实都是一个如何从自我到自在的问题。自我其实就是我说了算；自在的话是我说了不一定算，但是这并不影响我们存在的整体质量。这两条路是不是一定矛盾的？也不一定。你或许会想追求一个比较强大的、比较有能量的自我，但是你的目标也许不是以自我为定位的。这个自我就像是你用来攀登珠峰的身体一样，你很好地照料它，锻炼它，但最终你不是为了拥有一个健康的身体，而是要去更高的地方。

我觉得这本身就是一条路。哪怕你在追求自我，但其实这条路的终点是自在，也可以说你本身就走在自在这条路上了。所以在临床咨询工作当中，我非常注意这一点，看他们的心转向的目标是什么，他们是否希望"让我赶紧不要受症状影响，赶紧告诉我如何能够快一点睡着，或者告诉我究竟要不要离职，要不要离婚"。

处于这样的心态的话，我要看一看能不能使他的心转向到：我生活当中出现这样的问题，没准它是提示我应该稍稍调整一下人生的大目标。很多时候症状都像信使一样，它来提醒我们要使心发生转向，哪怕是朝着小自在，而不仅是让这个问题消失，或者让这个症状消除。

这样的理念，如果能够在来访者那里获得共鸣，咨询工作就会变得从容一点。这跟各位读者有什么样的关系呢？其实道理是一样的。你并不需要看完这本书之后去做心理咨询，只要你觉得追求自在是你的一种可能性，是你的心的一种可能性。我想可能性本身就很重要了。

第二节
从未来转向过去：你过去到底发生了什么

（关）（键）（语）

1. 我们总是由于未来的某种情形可能会形成挑战，会威胁到我们，才去寻求帮助。

2. 精神分析学派的兴趣集中在过去。过去尽管被称为过去，事实上没有成功地过去。一些过去的模式，总是在不断地成为新的当下。

3. 我们当下和未来的问题，都是被过去所塑造的。心病所需要的心药，其实也是储存在过去。

我这一次跟大家分享四转向心的第一转向，从未来转向过去。

尽管我不知道大家看我这本书的动机，但是我会设想，或许你们的生活出现了一些小的困扰；也可能没有明确的困扰，但你们对未来的生活有一些打算。正是由于我们的心是向着未来的，所以当下的选择才会有目的性和目标性。

这一部分在咨询工作中看得比较清楚。来访者到咨询室里来之前，其实他维持这样的情况已经很久了，为什么在这个时候来？

比方说一个年轻人，将要结婚的时候，他才会来。除去这个事件之外，他生活里的其他部分一直都是这个样子。还有一些情况是将要为人父母的时候，他会来。除这个因素之外，他生活的其他部分，包含他的童年、过去、原生家庭并没有发生变化，之所以到咨询室里来，其实一般都是由于未来将要发生点什么才来的。但来访者们不见得能意识到这点。即将发生的这些可能性，对当事人形成了某种挑战，或者说得更严肃一点，形成了某种威胁。

好端端的，他完全可以维持内在的系统在一个比较稳定的状态。如果没有外力去驱使他进行调整的话，他可以这样一直过下去。由于未来的某种情形可能会形成挑战，而这威胁到他，他才会来寻求帮助。

有些人，他的困扰很明显——我究竟要不要离职？我究竟要不要离婚？我该选择什么样的生活？如果别人怎样怎样了，那么我应该如何应对？一般来说都是被未来种种可能性所影响。

很多来访者都希望咨询师能提供帮助，那么未来就不会出现这种具有挑战性的情形了。也就是说在这种情况下，解决方法就是"我希望通过你的帮助，让未来那种坏的可能性不再出现"。

但是你想多问问来访者的过去，没准他还会感觉到不耐烦。有些是本能的不耐烦——"过去的事情我不想谈"。他知道过去的事情有些没那么好，可能有一些羞耻感，或者是一些创伤性的经历。还有些来访者，他对于过去没有什么看法，好像所有的事情都没有什么特殊的意义。如果咨询师对这一部分感到好奇，反倒会使来访者觉得奇怪：我问的事情明明是我应该做怎样的打算，你管我以前的事情做什么？再说了，以前的事情都已经过去了。这样的来访者我们就要看一看，能不能使他的心从未来发生一个转向，转向到他的过去。

心理咨询有很多流派，不同流派的关注点是不一样的。有些侧重于问题的解决，这样的流派可能关注点在未来，或者是包含当下，但指向未来。也有一些流派，他们认为过去的事情都是通过当下的经验来发挥作用的，所以应该努力拓展此时此地的经验。

唯独精神分析、精神动力学派，它的兴趣非常集中在过去。在精神分析流派所累积的这些案例里，你能够看到过去尽管被称为过去，事实上没有成功地过去。一些过去的模式，总是在不断成为新的当下。

一些人可能就在某个关系里，他先是享受，接下来变成忍受，接下来到不能忍受，然后怎么办？这时候，这个关系就会破裂。"再换一个嘛，地球人这么多。"当他换一个人的时候，可能会觉得这是一个全新的人。你看，这个人跟前边那位这也不一样，那也不一样。但是在这段关系里，可能没过多久，他又会产生某种从忍受到难受，然后到不能受的感觉。这个循环就会再度发生。他可能并没有意识到，这两位伴侣，或者是男女朋友，他们跟这位当事人过去的一个很重要的人非常相像。

大家不要机械地去理解这种相像。有时候看起来虽然不相像，甚至是一种完全的反面，但正是这样的一种完全的反面，印证了当事人把这个曾经很重要的人记得一清二楚，要不然怎么可能找到完全的反面呢？

所以从精神分析、精神动力学的视角来看，我们当下的很多问题，或者说我们以为只是未来的问题，他们都是被过去所塑造的。我们在这里讲塑造而不是决定。

有一些人，他们阅读了一些读物之后，深深地感觉到全都被过去决定了。如果他觉得是这样的话，可以问他一个问题："你找到我来寻求帮助，也被过去完全决定了吗？甚至是你看张沛超的书，是不是也被你的过去完全决定了呢？"这往往会带来一些反思。我们不是在提倡一种非常机械的决定论，而是希望我们不要对过去怀着一种否认或者漠视的态度。

在心理学上，有一点是近乎常识的：我们预测某个人他做某件事，最好的预测因素，就是看他有没有做过这样的事。一个非常直接的例子，去评估一位当事人的自杀风险，什么样的因子最能够预测他会采取自杀的行为呢？那就是他过去真的行动过，哪怕是准备行动，这也会成为高危因素。

我们的过去的确不容忽视，但是大家其实都没有太大的兴趣来翻这些"垃圾堆、档案袋"。过去就像一笔很沉重的负担，除了和我一样的咨询师、治疗师天天帮助人理解他的过去，整合他的过去的，一般人通常而言都不太会去想它。

通过一些阅读，我们知道了我们的病根往往潜藏在过去，但是经常会忽略另一个侧面：我们的一些药，心病所需要的心药，其实也储存在过去。那些资源性的部分，并不是因为当事人遇到了一个很好的咨询师，这个咨询师像给他注射了某种特别好的针剂一样，给当事人添加了一种他从来没有的东西。其实很多时候，咨询师都是在帮助来访者在自己的过去里寻找解药。

那就使得我们把目光从"我要做什么，快点告诉我应该做什么"这样的心态转向到"我要看一看，我过去发生了什么"。

我当下的麻烦，它对我而言重复了什么？意味着什么？这是非常重要的思考，是一种不那么容易训练的人生态度，但又非常重要。心的第一个转向，就暂且写到这里。

第三节
从外界转向自己：你真的关心过自己吗

1. 如果一切运行良好，我们一般不会意识到自己的身体和心灵的存在。意识到了身心的存在，往往是出了什么问题的时候。

2. 心病的确是一个让我们去关心自己的契机。

3. 心理学术语"投射"，就是我们把内心当中的某些东西投射到外边去，把自己的想法当作是别人的想法。

4. 心理学术语"阻抗"，就是我们内心受到了某种刺激和威胁，便不再配合他人的帮助。它是发生在潜意识或者无意识里的。

四转向心的第二种叫作从外界转向自己。

一般来说，我们不大留意自己内心的各种活动。在一切都运转得良好的情况下，比如我们能够非常自如地运用自己的四肢，可以跑来跑去的时候，通常不会留意到自己有条胳膊，有根手指，有条腿在，对不对？门铃一响，你就知道快递到了，然后不假思索地走到门边，你不会太注意到自己有条腿这回事。

我们的心也是这样的。如果它运行得大致良好，我们就不太能够留意到它的存在，注意力的焦点都放在外部世界。这个生意好不好做？那场电影什么时候去看？这本畅销书我有没有下单？什么样的人，我应该跟他组织一场徒步旅行？我们有很多诸如此类的问题。

身心一切运行良好时，我们的心就像是鸟飞翔在天空，或者是鱼游在大海，我们不会意识到我们有心这回事。

通常什么时候我们会留意到自己有心这回事呢？比方说你在沙发上跷着二郎腿，可能是在看视频或者聊天。时间久了，你腿可能会发麻。但是这个时候你还没有动，所以你不觉得自己的腿不对劲。如果这时门铃响了，快递来了，你要去接快递，你把腿放下来，就会很清楚地知道你有一条腿了。麻的是左腿，你就能够意识到你有一条左腿；麻的是右腿，你就知道你有一条右腿；如果两条都麻，你终于知道走路是一件很复杂的事情。

我们的心也是这样，当它出问题的时候，你就意识到它的存在了，尤其是当它碍你事的时候。你明明想升职，但是你一旦面对老板，你的心里头就像一下子释放了很多恐惧一样，让你远远看见老板的时候掉头就跑。这样的话，你就知道某个东西不听你的话。你就知道，"这个东西的确存在，它也不是完全听我的，虽然它跟我有这样的关系"。

所以我们的各种心病，如果说有好处的话，那就是它们逼着我们不得不把自己的视角从外界转向到内心。就像当你腿麻的时候，你甚至都忘了要取快递这件事情，因为自己身体的感觉实在是太强烈,太难以忽视了。

说到我们的心病,这里的"病"大家要稍稍地放宽一点理解,不一定是诊断标准上的精神心理障碍,不一定到那种程度。比如你很孤独,尽管你不属于孤独症,也有非常弥漫性的深刻的孤独体验,这个体验会使得你对外界的兴趣变少。很多时候你都像背着沉重的负担一样,沉重的负担就是你内心的这种感受。

看起来,心病的确是一个关心的契机。正像我们在导论就讨论过,这个苦可能是寻求自在的契机。我在前文已经提过,我是积极的悲观主义者。虽然情况没那么好,但是我们总能够从中发现什么,转化什么。

我们有没有心病这回事,其实不是自己说了算的。如果是我们说了算该多好。有很多人都宁愿自己有身体疾病,也不愿意自己有心理疾病。因为身体的苦,它其实要传递到心里才是真的苦。身体的苦让你意识到你有身,心里的苦让你意识到自己有心。

心病具有使得心转向内在的可能性,但是这毕竟不合乎我们的天性。我们心的天性就是攀缘,就像把一个猴子放在一棵树上,它总是要不停地攀爬的,不会待在那儿不动。所以一般来说,除非你经历了一种专门的观察心的训练,否则一般来说我们不会主动去这样做。

哪怕我们的心被某种感觉所占据,而变得沉重,变得苦,我们的本能反应还是:"我不要看它!我要在心之外寻找心病的答案!我要看一看,是谁把我弄得这么不开心。我要么搞定他,要么逃离他。"这样的话,我们就又重新在心之外去寻求解决之道了。

这种情形是很多人都会有的反应："不是我愤怒，而是你为什么对我这么生气?!"这在心理学术语中叫作投射，即把内心当中的某些东西投射到外边去，把自己的想法当作别人的想法。心就像是一个电影的放映机，上面有愤怒这张片子。结果灯一开，愤怒的影子就投到了银幕上了，如此一来这愤怒就似乎不再是"我"（放映机）有，而是"你"（银幕）有。

其实我们本能的行动都是去外在世界寻找答案，或者是归因于外界。归因于外界比较方便，因为外界是我们很容易看得到的，比如我出身不好、我的家庭不好、我的公司不好，或者我的风水不好、我的身边人不好。这些都有助于使我们把内心的某种不好，神奇般地搬运到外界。

我们在临床工作当中，来访者大多数情况下不会认为这是自己的心理问题。有些人口口声声说："我需要往内看一看，你帮一帮我，我真的需要在内在世界里好好寻找一下答案。"你不要信以为真。当你试图做一些诠释性的行为，把他某些外在的表现联结到他的内心活动的时候，对方可能会有很激烈的反应，甚至可能就不来咨询了。

尽管他会有一些听起来蛮合理的原因，但其实他内心感觉受到了某种刺激和威胁。这种现象在心理学上叫作阻抗或抵抗。通常情况下，这样的抵抗是发生在潜意识或者无意识里的，也就是说对方并不是故意策划了这件事情。

我们要让一个人的目光转向自己的心，不要只是把问题归结于外界，或者在外界寻找问题的解决方案。通常而言，这样的过程不可能很顺利，这是由我们心的本性决定的。如果我们心的本性就是喜欢观察自身，那根本就没有必要提这样的一个心的转化了。当我们提到把心从外界转向自心的时候，往往要注意它不是一两次就能完成，可能需要很多次。慢慢地，这样的一种转化、转向会使得来访者，或者说即使不是来访者，是生活当中的人，慢慢地熟悉自己的心。

首先，要知道自己有心这回事；接下来，知道自己的心很复杂；慢慢地，在自己的心里找到问题的答案，或者说这件事情的真相；一旦尝到甜头，可能就会自发地去完成这样的一个转向，对自己的内心越来越感兴趣，每天的生活都成了一个观察心的透镜。

我们的生活其实就是我们的心所化现出来的。所以你生活里的这一切，那个胶卷影片，都在自己的心里头。一旦你对这一点越来越确定，你就会忍不住地想看一看，这胶卷里头除了我已经看到的部分之外，还有哪些我不知道的？我甚至要在它还没有变成我生活的一部分之前，先去了解它。这样一来，心的转向就变得没那么困难。就像你去攀登珠峰，周围的景色实在很漂亮、很罕见，这本身就是这样一种转向的奖励。一开始要转的时候可能很困难，但是只要你不放弃，慢慢地转，这样一来最终也会很轻松。

其实我们这本书所谈的就是要完成这样的一个转变，你哪怕不去思考我看完这一节之后一定要做什么，把这一节多看几遍，这个转向或许每次都在发生。

第四节
从行动转向好奇：你是不是在轻举妄动

 关键语

1. 我国传统文化主张一种生机勃勃的动，反对妄动。

2. 比较愚蠢的好奇，就像是一个人非要尽快了解一件事情的经过、原因、解决方案，没有考虑心的因素，眼睛全都在看外面，全都在寻求及时的解决方案，都在行动上。

3. 温和的好奇，是对自我内心的探寻。去察觉为什么自己的心会有这么奇怪的感受，理解自己的心里发生了什么。

我们接下来谈一谈四转向心的第三种，由行动转向好奇。

我们这个时代，总体而言鼓励各种各样的行动，以至于如果说一个人没有什么行动力，通常是一种贬义。如果别人说你深思熟虑，这没准可能是在损你。这个时代比较主张"去做，做了再说，赶紧做，只管做，做了就好，做得好"，充满了这样的声音。

在你的身边，大多数人应该都不会在外显的层面上提倡过一种沉思的生活。这样的生活被认为是过时的、自闭的，更有甚者会觉得这可能本身就是一种有病的生活。

我们现在都在讲，这个人有没有行动力？会不会抓住机会？在深圳有个口号——时间就是生命，时间就是金钱，效率就是生命。既然时间这么重要，如果还把时间用在东想西想上的话，以深圳群体看来，这就是一种病了。

总体而言，可能就在区分好的行动与坏的行动之前，行动本身已经包含了一种赞誉。我们说一个人很有行动力，通常而言不会是指这个人鲁莽。在这样的一种时代背景下，"不要有那么多的行动好不好？""不要有那么急的行动，好不好？"等声音就不大容易被人听得到、听得进去了。

我在这里分享四转向心的知识，尤其是第三转向，从行动转向好奇，目的倒不是希望大家接下来什么都不要动，就只管好奇就得了。不是这样子的。

我们在传统文化当中，其实是主张运动的。主张动，主张一种生机勃勃的动，但是反对一种妄动。从《易经》开始就形成了传统，如果是妄动的话，可能会带来很多麻烦。

我自己的打印机出了一些问题，按理来说，完全可以等第二天时间充足的时候再好好看。但是不知怎么着，我就是觉得今天应该把它尽快修好。其实在这种"要赶紧把它修好去睡觉"的心态下，很容易会用力过猛。结果我努力地把墨盒往外一拉，嘿！卡住了。这一下子，推也推不进去，拉也拉不出来，工具也派不上用场，因为我不知道里面的结构是什么。

我静静地思考，刚刚是不是有些妄动，尽管在理智的层面上我知道，其实没有必要这样急的。由于我自己经常进行心的训练，我就要想一想，其实就是好奇：为什么我今天是这个样子？为什么我用力会这么猛？

其实今天是有一些焦虑的。这种焦虑显示出今天有好多事情都没有定下来。这样一种没定下来的感觉在心里蓄积着，而我们的心不喜欢蓄积一些未完成的事件。

在这样一种心态下会产生这样的念想：别的事情控制不了，这个打印机我还换不了墨盒吗？可能就这样跟这件事情杠上了。我一定要采取正确的行动！白天其他的事情我没有办法行动，至少对付这个打印机还是有办法的，大不了换一个。

当我审视内心这个过程的时候，其实就理解我这样的行为了。虽然打印机目前张着嘴，看起来有点丑陋，但是当我由于好奇，发现了内心的焦虑之后，其实倒有一些喜悦和清凉感。这样一来，这个打印机已经坏掉了，当我的心转向一种妄动妄做的时候，它处于非常多的不安里。而当我的心从这样的状态转向对它自身的好奇时，至少在这几分钟里就已经获得了一个小小的自在。

这打印机是怎样运行的，其实不是我说了算的。我也不能很神奇地让它一下子就好起来，不管我的想法有多么强烈。

我们尽管是大人，我们也有很多孩子的心态，或者说幼儿的心态，甚至婴儿的心态。我回忆起自己的孩子，我的大女儿。当她三岁的时候，我们带她去花园里边玩，有一棵果树上结了果子，她看起来对果子是有一些兴趣的。你知道她接下来做什么了吗？她用手指头指着这个果子说："我要你们掉下来。"当然它没有掉下来，不可能这么巧合。然后她又把那句话重复了一遍。后来不知道她重复了几遍，果子都没有掉下来。然后接下来她说："那好吧，我命令你们待在树上。"如此一来天下太平了。

我看到这个现象其实也感到好奇，觉得蛮有意思的。人在以自我为中心的时候，就是小孩子这样的心态。

谈到好奇，我们可以关注一下"奇"字。在当代，它总是与"奇怪"这样的字眼连在一起，多多少少带了一些贬义。可是奇也可以是奇特，它也可以是一种很特别的东西。我们好奇其实也就是对这些不一样的东西感到有兴趣。如果你对于不一样的东西是憎恨的，或者是漠不关心的，那就不是好奇。

也有一种比较愚蠢的好奇，就像是我非要知道这打印机怎么了，就是想尽快了解一件事情的经过、原因、解决方案。这样的好奇，由于没有考虑心的因素，眼睛全都在看外边，全都在寻求及时的解决方案，都在行动上。这样的好奇可以说是比较愚蠢的。

与之相对应的，可能就是温和的好奇。这个好奇倒不是说我需要尽快知道这件事情是怎么回事，以采取行动，这类好奇可能本质上还是行动，也不是真正的好奇。那什么是温和的好奇呢？就像是我刚刚举的本人的例子一样，我不再关心打印机了，这个打印机无论什么样的结果我都承受得了。但是我要看一看，为什么我的心刚刚会有这样奇怪的举动。

我就是想理解我的心里发生了什么。这样的一个从行动转至好奇的转向，与前边的"从未来转向过去""从外界转向自己"，其实都是相关的，一转俱转。就像我在思考我白天怎么了，白天我有很多事情悬而未决，无法行动，所以好不容易碰到一个有行动的可能性的事情，我就非动不可。

从外界转向自己，OK。打印机是打印机，它不会专门来气我，也不会来专门碍我的事，我没有必要对一个打印机大动肝火。重点是我的心里发生了什么，使我如此不客气地对待这台机器。在这短短的几分钟之内，就有心的三个转向不同程度地发生了。

这样的一种好奇，有助于我们在过去里面安然地待着，而不是一难受，就马上要逃出去。而且也有助于我们真的了解自己是怎么了。自己今天是有一些奇怪，有一些奇特的，我不是因为这样的奇怪和奇特，就对自己很生气。我对自己很生气，其实这本身也是一种行动，而且是一种妄动。

这样的心的转向有利于形成一个正性的循环。它使得我们前面所提的那两种心的转向变得更稳定，就好比你更能够像一个熟手操作方向盘一样，使得你的心比较稳定地待在朝向过去、自心的位置上。

其实，只有来访者的内心逐渐有了这样的状态，我们同他进行探索性的工作才会变得轻松一点。一个在日常生活中的人，如果他能够逐渐在内心生起这些转向，不见得立即能够改变他周遭的状况，但是他将会不断地了解自心、从自己的内心和过去里既找问题，也找答案，这是一个过程。

如果是有了这样的过程再去行动的话，就不太会有妄动的危险了。在整个《易经》和《道德经》里头，处处充满了对于妄动的警告。大家有兴趣的话，可以去看一看这两部经典。它们是有不少的现代汉语译本的，读起来并不是很困难。

第五节
从实体转向缘起：你为什么常常感到痛苦

 关 键 语

1. 生理上的疾病从实体的角度来看叫作症状。症状就是原来没有的东西现在有了。这样的角度有道理，但有其局限性。心理上的痛苦、疾病和障碍，并不完全是一种生物性的东西，我们需要从一个更复杂、更系统的角度去思考它们。

2. 家族、家庭的问题往往会延续。有些家族好像每一代都会出现某一种问题，而且这还不一定是由于生物学上的基因所引起的。

3. 心理症状植根于我们的人生体验。我们的人生体验深深地镶嵌在我们的原生家庭以及家族的整体体验里。而这个家庭和家族，它也不是孤立的。它总是存在于特定的时代、特定的文化背景里。

这一节主要讲四转向心的最后一个转向——从实体转向缘起。这样的一个名字听起来挺玄的，这跟我们自不自在有什么关系呢？跟我们的情绪、我们的家庭有什么关系呢？且听我一一道来。

首先从临床上的例子出发，因为这的确是我最熟悉的领域了。

当一个人来到咨询室的时候，一般来说都会认为自己像是有了某种生理上的疾病一样。生理上的疾病从实体的角度来看叫作症状。症状就是原来没有的东西现在有了，有了之后就是病。如果我们能够把这个症状祛除，这个病就治好了。

心理咨询与治疗很大程度上受医学模型的影响，尤其是受现代西方医学模型的影响，于是就会把我们这种心理上的痛苦、障碍或某些更严重的症状理解为一种实体。就好像是某个瘤子一样，需要把它拿掉、搞定。

这样的角度有一定道理，但它是有局限的。我们不应该把这种心理上的痛苦、疾病和障碍，完全视为一种生物性的东西，而是需要从一个更复杂的、系统的角度去思考。

心理的痛苦和障碍，你会觉得这是一个症状。那么这个症状是什么时候出现的？它在什么样的情况下出现？在出现之前你的生活里发生了什么？当它出现之后，给你的生活带来了什么？如果你深究一个症状，你会发现它处于一个很复杂的系统里。

有时候，如果我们把个人的症状放在家庭乃至家族系统当中，你会发现更有意思的现象。有些家族好像每一代都会出现某一种问题，而且这还不一定是由于生物学上的基因所引起的。好像这个家族中就发生了一种对于症状的认同作用。

还有一些是一家三口或者一家四口，一开始是孩子有问题。于是在咨询师或者医生这里，帮孩子做个别的咨询或治疗。孩子的症状看起来消失了，接下来怎么着呢？接下来妈妈要出问题了，出的问题跟孩子的相关。如果我们再去处理妈妈的问题，它可能被成功地处理掉，搞定了，这个时候可能爸爸就会出问题。这就像是打地鼠的游戏一样。这个症状不是一个孤立存在的实体，它背后有很多很复杂的背景、原因、脉络、线索以及更复杂的缘起。

缘起这个概念，来自佛教。其实在整个印度，不光是佛教，还有印度教以及其他印度的哲学分支，他们所共同接受的一个世界观就是缘起的世界观。

有关缘起的理论，如果摊开来说，它要变成一部博士论文了。这显然不是本书的重点。重点是我们要完成一个心的转向，把你身上这样的一个毛病或者说痛苦，转到它更深厚的背景那方面去。

通常而言我们不大容易这样想。当你发烧了，你当然希望烧尽快地退掉，这样好去上班工作，并不会去研究这个"烧"是怎么一回事。当然了，如果你反复发烧，医生可能就会发生心的转向，他会认为你这个发烧可能是更复杂的问题的一个表现。

我想说的是，我们心理上的这些痛苦、障碍，它们几乎不可能是孤立存在的实体。中国人来理解这一点，其实不是特别困难。因为传统中国人的世界观，其实并不是从实体的角度来思考这个世界的。我们通常是从"气"这个概念来思考的。

但是实体在西方是一种非常基础性的思想。这个可以从古希腊的哲学家一直谈到当代。西方医学之所以是这个样子，它背后的缘起其实是有西方人的世界观在里面的。这的确是理解人类精神和心理痛苦障碍的一个视角，其实也有缘起的视角。

你可以想一下，如果我们的心没有发生从未来到过去的转向，没有从外界转向自己、从行动转向好奇，我们很容易就会把自己遭遇的麻烦实体化，欲除之而后快。最好是有一颗神奇的药丸，吃了之后我的烦恼能神奇般地消失，就像是一个完美的手术，彻底摘除了病灶一样。但其实不是这样的。从缘起的角度而言，我们的症状与太多的东西有紧密的联系了。如果不是有持续的好奇，我们很难在这条路上继续探索下去。

在临床工作当中，一个来访者如果来做个人的分析，往往到了一定的阶段，他的个人分析会很自然地变成他的家庭、家族的分析，也就是常常会回到他的原生家庭和家族那里去。这样一种家庭、家族的分析，如果我们对它持续好奇的话，它在最后会变成一种对文化的好奇、反思和重新的理解。

然后，我们就会知道自己的心理症状，它植根于我们的人生体验里。我们的人生体验，深深地镶嵌在我们的原生家庭以及家族的整体体验里。而这个家庭和家族不是孤立的，它总是存在于特定的时代、特定的文化背景里。

这样一来，我们就多次把自己的苦和障碍情境化、脉络化。于是，自然会以一种非线性的、非单级的、非线性因果的方式来看待自己的问题。我们会自然地知道，很多东西我们的确说了不算。

当你有"算"的意识之前，你的家庭、家族、时代、文化在那个时候是既定的。如果你完全忽略这些因素对你的影响，甚至否认它，只是想着要祛除个人心理上的障碍，那往往可能会无功而返，或者像打地鼠一样，你打了这个，然后另外一个就从旁边冒出来了。或者是时间拉得比较久，你感觉好像所有的地鼠都不冒出来了，但过了一阵子，它们可能同一时间都冒出来了。

这样一个心的转向，其实有很基础性的地位。它相当于你的世界观有了转向，从潜移默化地受西方影响的实体式的世界观，逐渐转向到印度和古代中国结合的世界观，我把它称为"易—缘起模型"。易，就是《周易》的易，我在上一节提过这部非常重要的经典。

我们不见得一开始就能够知道它的好处，然而，一旦发生了这样一种世界观的转化，我们对于个人的苦恼就会有不一样的看法。我们就会知道重要的并不是追求症状的无，或者是烦恼的不在场，而是追求一种在各种境况、各种遭遇当中，能够保持我们的心向着自在的方向，而且是随处自在，随时自在，随缘自在。

当我们有了这样的本领之后，如果外界有这样或者那样的问题显现，可能我们对它就不会感到那么恐惧或者憎恶了。所以我才会把四转向心放在"苦"和导论的后面。

其实四转向心也就是为一条出路做准备工作。我们的心想不想要自在？如果不想，这条路就不必往下走了。如果想，恭喜！在你想的这一刻，你已经获得了一个瞬间的自在。如果你能够尝到甜头，你可能慢慢就会有足够的信心走这样一条路。

日常训练法

1. 思考一下自己的生命轨迹。可以用画图或写一段短文的方式来看一看自己的生命轨迹。

2. 如果你当下有某种困扰，或者对关于未来的某种选择不确定的时候，你可以看一看自己的过去。曾经出现过这样的情境吗？当时自己是怎么应对的？

通常而言，这样的思考如果进行得比较细致，会帮助各位获得不少答案，我建议大家试一试。即使只是一个开端，哪怕转向维持的时间不长，但也很重要。

年龄	我生命中印象最深刻的事	我当时的感受、反应或者处理方法
3岁		
4岁		
……		

3. 可以试着在放松的时候，边看这一节，边聆听自己内心的各种声音，不需要害怕或执着于某个想法，可以放心地让不同的想法自由来去。

4. 大家可以根据以下表格梳理一下自己的生活情境。可能正是由于你以往的一丁点类似的想法，你看到张沛超这本书的时候，自然内心就会有所触动。恭喜你！你又回到了一条本该属于你的道路上。希望大家的心慢慢地转向自在，过上一种随处自在的生活。

日期	发生了什么事情，让我希望能获得自在？	针对这件事情，我的想法

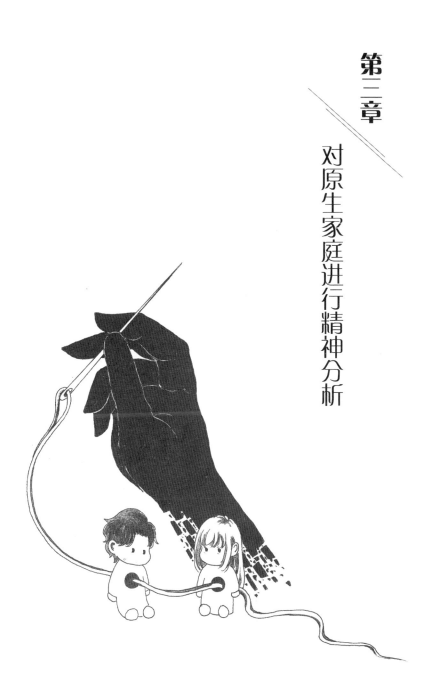

第三章

对原生家庭进行精神分析

第一节
传统家族对心理的塑形作用

关键语

1. 即使我们平常在家庭、家族之外生活，仍然会有一种传统的力量将我们牵入家庭里。

2. 如果本身就是希望在家庭之外寻找自在，当回到家庭、家族时，可能会体验到一种角色感或使命感，这容易产生一种自己平时的人格被碾压的感觉。

3. 远离了家庭、家族去生活，平常可能会感受不到家庭、家族的影响。实际上，有关家庭、家族的传统观念，至少在我们的无意识或者潜意识上仍然施加着作用。

我们接下来这几节聊一聊家庭。

这一节主要来谈一谈传统中的家庭，或者说是家族。尽管我在此处把家庭跟家族互换式地使用，但当我使用家族的时候，指的范围要大一点，这一点其实也是有中国特色的。

针对家庭的专门工作方式叫作家庭治疗。尽管关于家庭治疗的所有流派都是来自西方，但是很多人可能并没有意识到，家庭在中国和在西方，其实是有很多的不一样的。甚至是在海外的华人，他们在家庭里头受到传统的影响还是很多的。我们这边如果要问一个人社会方面的定位，会问：成家没有？工作怎么样？单位情况如何？

一个家庭、单位，好像就是一个结一样。说得好听一点，这可以给人提供一个安全网。说得难听一点，就是把人束缚住。我们现在努力地站在一个尽量不偏不倚的角度，来理解传统对于家庭的塑形作用。

如果我们要谈自在，需要处理的问题是：有没有可能在家庭当中获得自在？有一个相应的问题是：在家之外能不能获得自在？如果我们假设自在是可以有，而且是希望有的话，我们就很难回避家庭这个问题。

每年有一个时间段，对于像我这样的咨询师而言，是相对比较多应激的时候，那就是春节前后。我想不用跟大家多解释，因为在这个时候，网上的吐槽文都会像一波又一波的海浪一样让人目不暇接。哪怕你平时是在家之外生活，但是在春节的时候，由于一种传统的力量，还是会被牵入家庭当中。如果你本身就是希望在家庭之外寻找自在，春节期间可能会非常不自在。

当你回到家庭，或者更大一点的家族的时候，可能会体验到你平时的自体感或者人格感有一种被碾压的感觉。甭管你在一个大城市是怎样的，当你回到家族之中的时候，你会非常明显地体验到一种角色感，说得好听点叫作使命感。其实无论是这种角色还是使命，我们都不太喜欢。因为传统的家庭就像一个公司一样，说是公司的话其实还比较客气，公司里很多权利义务还是可以说清楚的。传统家庭当中具有某种神圣性，此处的神圣性当然是要打引号的。

无论是皇帝的家庭，还是平民的家庭，他们都是这个社会很重要的基本单元。这个家庭，对列祖列宗负有非常大的责任。可能现在对于大多数的中国人来说，对这一点已经没有那么切身的体验了。但是对于有些传统保留得比较完整的民系，比如说潮汕民系、客家民系，他们把传统家庭半神圣化的这种价值观，保存得还是非常好的。如果你们有机会的话，可以去了解一下。

一个家庭并不仅是几个人在一起生活，他们还有很多的使命，比方说他们有繁衍的使命，有孝敬祖先的使命，有和同宗同族的人相互团结的使命，所以一个家庭被镶嵌在一个家族或者更大的宗族里头。如果这个人敢不履行使命，你可以想象：这就像是被从一艘大船上给赶下去了。

我曾经有个来访者，是客家人，他对自己的生活有一个要求：每年回去要祭祖。而且作为经商有成就的人，他们还要向宗祠和当地的学校捐钱。当他生意没有那么顺利的时候，他是不敢回去的。

如果你没有生活在这样的一个传统里，你可能会好奇那些人跟自己有什么样的关系，其实大有关系。尽管你不见得很强烈地受到传统的外在束缚，但是就在内心的层面，有哪几个人敢说自己完全逃离了这种传统家庭价值观、传统家庭结构的影响呢？我想可能没有那么容易否认。

有时候你白天不觉得，但是你的梦可能都会来提示你：你仍然同你的家族有很大的关系。现在大多数汉族人的家庭里，一般没有"天地君亲师"这块牌位。但是在部分西南少数民族地区，仍然能够看到这样一个很醒目的牌位，仍然是摆放在他们家的客厅中央的，这依旧是一个很基本的结构。

所以，一个人如果不在家庭当中，那就意味着好像整个传统都拿他没有办法。他就是一个传统社会的边缘人，其实社会不喜欢、不欢迎这样的边缘人。如果这边缘人能够获得足够的经济方面的自由度，那至少可以在外在的生活层面逃离这种家庭的影响，但是这不代表他在内心层面上一劳永逸地做到了。

我们通过哪些方面能够看出来这一点呢？通过当事人的一些症状。当事人的症状通常细细看来，与他的家庭和家族还是有关的。

我是在深圳做心理咨询工作，深圳的特点是有很多移民。现在的深圳人很多都是离开了家，至少在物理距离上离开了他们原有的家庭和家族。就日常生活而言，他们似乎并不受家庭或者家族的影响。但是你会发现，当他们有一些抑郁焦虑的问题的时候，这一部分往往仍然受着家庭或者家族的影响。我们就能够看出，这种有关家庭、家族的传统观念，至少在他们的无意识或者潜意识里仍然施加着作用。

甚至有一种说法叫作家庭潜意识，或者家族潜意识。也就是说家庭或者家族的成员，他们在底层仍然享受着或者分享着同一个潜意识。就像是在海底，其实本来是同一片海中的山，但是在水平面以上看到的是几个孤立的小岛。这就像是离开家族到了深圳的人一样，看起来是离开了，但是他们生病的症状仍然显示出他对于家庭或者家族的忠诚性。

这样的例子其实不胜枚举。一个人的父亲很多年前就已经去世了。但是当事人就会有一种惊恐发作的症状，总是担心自己的心脏是有问题的。后来才发现他的父亲是心肌梗死去世的。所以，这是对家庭的一种忠诚关系，此处的忠诚是加引号的。他并不一定仅仅同在世的家庭成员联结，哪怕是和去世的亲人，仍然可以有很清晰的关联。这是很难否认的。

正如我说的，临床上所进行的个人的精神分析，当进行到一定程度，很自然就会变成家庭和家族分析。而一个家庭和家族分析，很自然又会扩展到社会文化的分析。这样一来大家自然就会意识到：传统对我的影响比我想象的要大得多。

所以，这种传统对于我们能不能自在，其实有很大的影响。我们不大可能想象出一种与传统完全没有关系的自在，或者说逃离传统的自在。如果做得到，也可能是临时的或者不彻底的。

现在有一种方式就是我们会访问自己在世的亲人们，这其实就是一种家庭或家族传记的工作。这样的工作并不是为了发表，而是为了我们每个人。当我们发现某些联结的时候，也就意味着我们可以对它们做些什么，而并不仅仅是在黑暗当中被几条绳索锁吊着、控制着。

所以，如果我们想求得自在，我们需要理解自己的家庭，理解自己家族的传统。这样的话，我们才能知道起点在哪里，以及自己被什么样的因素所影响。一开始可能不那么容易全部了解，要全部了解也很困难，因为从我们的家庭开始，到我们的祖先，其实是一条几乎没有尽头的存在之链。

第二节
现代家庭中权力斗争的实质

1. 一个连续而且相对封闭的社会，它所能提供的问题解决方案其实是比较固定的。

2. 激烈的反抗本身也提示了其实你受的影响已经很强了，要不然根本犯不着反抗。

3. 父母在我们结婚后，会将权力带入家庭，尤其是对于独生子女家庭。

4. 不同的人在家庭中进行较量，实际上是不同的传统在一个空间中进行较量，有时还会涉及不同文化间的较量。

我们已经谈了传统对于家庭的影响。现在要来看一看在当代社会当中，家庭里的一些问题。这倒不是说传统的家庭就没有问题。我们只要看一下历史小说，就会知道家庭永远都是有问题的。

但是，当代家庭的问题跟以往是不一样的。在以往很长的时间段内，传统基本上是连续的。一个连续而且相对封闭的社会，它所能提供的问题解决方案其实是比较固定的。有时候，答案无非就是到底是按照传统的药方，还是不按照传统的药方。如果不按照传统给的药方，可能就会遭受传统的惩罚。

但是目前看来，这样的社会已经发生了翻天覆地的变化，尤其是从二十世纪七十年代到八十年代以来，变化甚大。

传统的影响好像至少在表层上失去了它的作用，突出表现为一个大家族处于解体的状态或者解体的边缘。这种大家族的存在是传统价值观能够一直传递下来的一个社会机制。当它解体之后，这种传统的传递就失去了一个机制。这样一来，无论是个人，还是在个人基础之上形成的小家庭，其实就漂流或者逃逸在传统的家族之外了。那种直接的关联看起来不复存在了。

但是正如我上一节当中所强调的，不要以为家族在心理层面上的遥控已经消失了。在小家庭里，很多时候我们从小所受的教育，尤其是青春期阶段所形成的价值观，很大程度上是西式的。我们在这里讲西式的时候，就是把除中国传统之外的影响都算在"西"里头。

即使在西式的传统里，也有非常多的小传统。受不同小传统影响的家庭其实又是各不一样的。所以就会使得，从七〇后开始，人们的头脑开始发生变化，八〇后则更加明显，到九〇后那里已经变化得比较彻底。人们对于家庭的影响、感知，其实都发生了很大的变化。你想想，每一代人连所看的电视剧都不一样。

如果你经常看西方的电视剧或电影，很自然地，你可以把某种比较民主的家庭氛围视为理所当然。甚至你也会希望按照这样的方式来组建自己的家庭。但是一般来说，当你成家的时候，传统家庭的影响又会介入。

可能在恋爱的时候，你们基本上就像西方一样，两个独立的人在恋爱。但是一旦到了谈婚论嫁的时候，除了很个别的情况，大多数人其实在这时又会开始受到父母的影响，或者是受到家庭、家族通过父母来施加的影响。往往在这个时候，就会对这个还未缔结好的家庭形成一些扰动。

当他们开始生育的时候，很可能会迎来一场更大的危机。因为生育才使得这场婚姻成为一个在中国意义上真正的家庭，只是两个人在一起的话好像还不算真正的家庭。当你们也形成了一个真正的家庭，那么原先的家庭就更有理由来影响和干涉了。

如果你们只是两口子，好像很多时候父母管不到。一旦有了下一代，这个时候个别的人可能会有激烈的反抗，但是这种激烈的反抗本身也提示了其实你受的影响已经很强了，要不然根本犯不着反抗。一旦有了下一代，单方甚至是双方的父母都会介入进来。

很多时候，一些小家庭在这个阶段就已经搁浅了，因为生育本身就会引起我们的应激。随着生育，双方各自的老传统都渗入进来。如果双方的传统还很不一样，比如说心理层面门不当户不对，或者是习惯层面门不当户不对，接下来就很"热闹"了。

有一个问题会叠加进来，加剧家庭问题的复杂程度，就是独生子女问题。如果一个家族当中有很多的孩子，其实父母也根本没有足够的精力去同等程度地"管"每一个孩子。但是如果是独生子女，那父母双方都很有精力，也就意味着来自四个人的传统，也就是爷爷奶奶辈的传统都收集到了这样的一个小家庭当中。如此一来，问题会变得更加复杂。有时候还可能会变得比较恶劣。

还有一个问题也对这个现象有一定的影响，就是迁移的问题。在传统家庭当中，女方可以说是出嫁。当她离开娘家之后，就进入了另外一个传统。那么从传统这方面来看，就婆家的传统而言，很多东西不言而喻。一旦知道这是无力对抗的时候，其实也就认命了。这种认命的好处是可能会比较自在，因为自己也不需要有什么样的想法了。但是现在这个好处没有了，因为现在新的家庭，尤其是小的家庭，无论是对于娘家还是婆家而言，可能都有一定的距离。其实都发生迁移了。

在迁移的影响下，下一代和上一代的权力关系发生了变化。这时候，双方父母就以客人的身份来拜访。你可能以为父母以客人的身份来，那会比较客随主便一点。实情是正好相反，越是以客人的形式来，越需要有一种权力感。所以这样的一个小家庭就暴露在很多复杂因素的影响下，像这种含有中国特色的"4–2–1型"当代家庭，它是产生各种危机的摇篮。有时候这种危机会直接影响到第三代。

而且现在的母亲跟传统的母亲不一样，很多情况下她们是职场母亲。职场母亲会增加经济方面的一些收入，但是可能会削弱她在一个家庭当中的话语权。如果这个孩子是由长辈来带，可能直接带的人、带得比较多的人，权力就比较大。

这样一来，很多权力的"倒置"就带来了一场看得见或者看不见的纷争。就像是宫斗戏一样，这使得被牵涉到冲突场域当中的每一个人都很难自在，因为每个人的传统其实都已经不一样了。与其说是人们在一个家庭当中进行较量，倒不如说是不同的传统在这样的一个空间内进行较量。

年轻一代信奉更多的是西方的价值观，所以在一个家庭内部的纷争当中，你能够看得出这背后还存在着文化的差异。有时候，即使不考虑国内外的因素，由于我们国家的地域实在太广了，不同地区的文化可能都非常不一样。比方说重庆周边的传统、潮汕的传统、太湖周边的传统、河南山东的传统，其实各有各的不一样。

如果你没有办法，或者没有足够的能量来玩这样一场游戏，就可能会沦为这种传统之间的扭力的一种牺牲品。一个传统像是一把刀刃，两个传统可能就像剪刀一样，如果有很多相互冲突的传统，那简直就像是绞肉机一样了。在这种情况下，甚至都不用说追求自在，可能最基本的一些生活方面的平衡都很难维持。

有时候这些冲突会带来一些大家比较容易看得到的社会影响，比方说较高的离婚率，或者说留守儿童。其实，有些留守儿童不一定是实际层面的，他可能在心理层面上是留守的。心理层面的真才是真正的真。所以当我们讲现代或者当代家庭的时候，不可否认的是，一旦我们还想与家庭有所联结，那就意味着影响我们自在的因素实在太多了。

如果没有信心在冲突当中获得自在，可能很多人会选择不进入家庭，选择独身。独身其实也是一种选择。但独身的时候如何保持自己的内心尽可能不要或者少受对自己不利的传统的影响，其实也是一场比较漫长的拉锯战。

从这个角度来讲，我们想要获得一种长期的、比较稳定的、真实的自在，所需要考虑的因素比传统的中国人其实要多更多。因为当你选择多的时候，你每一种选择的机会成本也就更高了。所以对于当代人而言，自在变成了一个比较沉重的议题。

第三节
家族中的能量传递

 关键语

1. 家族系统中的能量传递，有纵向的从长辈传到晚辈的、从晚辈传到长辈的，还有水平方向的夫妻之间的传递。

2. 能量根据属性可以分为正能量和负能量，根据是否明显还可以分为可见的能量和不可见的能量。

3. 可见的正能量是指望，可见的负能量是指责；不可见的正能量是祝福，不可见的负能量是诅咒。

4. 考察家族中这些可见和不可见的能量传递，有利于我们追求自在。

在这一节中我们来谈一谈家族当中的能量的跨代传递。

"能量"这个词，虽然本来是物理学的词，但是在心理学当中其实也是被广泛使用的，甚至从某种程度来说，它也是一个日常语汇。

在家庭当中，能量有很多种流动的方式，比较常见的是从祖先流到现在这样一种流法，就像是我们此前曾经谈到过的传统。有时候也会有一些逆向的流法，比方说从孩子这里传递到父母那里去。

传统上来说，跨代传递主要指的是自上而下的传递。但是正像是我们在上一节当中所分享到的，现在的传统变得非常复杂，它受到了现代和当代很多思潮的影响。所以很多价值观其实也是由年轻人来影响父母，甚至年轻人已经开始被自己的孩子所影响了。

当我们来理解一个家族系统当中的跨代传递的时候，我们需要留意，这样的传递可以是纵向的自上而下、自下而上；也可以是横向的，就像是两个人缔结婚姻，他们之间其实也发生很多能量的流动。

我们其实就处在这样的一个能量场当中，在我们能够对能量场做任何的修改之前，我们其实已经受它影响很久了。如果两个人在一起，遇到彼此，那么其实他们是各自携带着不同的能量系统到一起来的。

说起能量，一个分法就是正能量和负能量。不过我在此处说正能量和负能量的时候，跟社会上通常的说法其实还是不一样。最好不要把正能量理解为"鸡汤"或者"鸡血"，负能量也不一定完全带来坏的结果。所以一个很大的前提是：正跟负不是截然而分的。有时候正中有负，负中有正。

另外一种分法是能量是可见的还是不可见的。通常而言，可见的能量大家都比较熟悉。比方说在一个家庭当中举办一个生日聚会，这个时候来自长辈的祝福，其实就可以说是可见的正能量。

可见的正能量大家并不陌生，因为在很多广告当中，我们都能够看到这样一些场景。广告通常希望大家把一个家庭视作购买单位，这样的话人们可能更愿意掏钱。比方说汽车广告里，一家人坐着车去郊外野餐。这其实也是一种可见的正能量。如果这种可见的正能量比较纯粹，孩子理应在这种正能量的传递仪式当中感觉到父母的爱。可见的负能量通常会在很多电视剧当中以某些典型的桥段来展现。比方说之前热播的电视剧《都挺好》，我们能够发现其中有很多可见的负能量。

如果用一个词来概括可见的正能量，这个词可以是"指望"。可见的负能量通常是"指责"。指望和指责一字之差，给当事人带来的感受是非常不一样的，甚至可以说指望的反面就是指责。如果我们对一个人没有指望，我们其实没有权利去指责这个人。

当谈到"指"的时候，会有一个成语"千夫所指"。被大家指望固然好，比方说一个人聚集了家庭乃至家族的很多期待和祝福，但是如果他的表现不能够令大家满意，其实很容易就转化到它的反面——可见的负能量，也就是千夫所指的"指责"。

所以有一些人会同时逃离这些"可见的正能量——指望"和"可见的负能量——指责"，是不是这样，他就能够彻底地逃脱家族的系统呢？其实不一定。家族中，除了可见的能量传递，其实更多的是不可见的能量传递。很多时候你没有意识到家庭系统以自上而下的方式，传递着很多能量。不管是传递的人，还是接收的人，他们可能都没有留意到这样的传递。

通常而言，一个家族当中不可见的负能量传递，会在临床的咨询当中比较常见。如果用一个词来概括，我想到了"诅咒"这个词。你也可能会很意外。为什么要被自己的长辈或者长辈的长辈所诅咒？这里头说起来有太多太深的东西。因为他选择生下了你，所以希望你携带家族的特征和特质，只有这样，你才是这个家族的人。所以如果你胆敢去掉这些标签，那你就会站到整个家族的反面，有时候，这个家族就隐形地传递了一些诅咒。

很多时候当事人会莫名其妙地感到一种身心的痛苦，身心的不自在，其实可以说是吸收了这些传递过来的不可见的负能量。如果不进行系统探索和考察，那一个人往往不知道他在怎样的一个诅咒体系里。诅咒的反面是祝福。很多祝福其实也是没有说出来的。有些时候长辈可能表面是比较严苛而缺乏温情的，但其实在背后有很多温情的祝福，这些就是不可见的正能量。

有些人尽管身心受到了很多痛苦，但是如果你要算总账的话，你会发现他好像过得还不错。他从很多方面来看是成功的人。而且尽管他心灵受苦，但是当他从这些苦当中成长起来之后，其实也获得了很大的心理灵活性和心理韧性。我们可以说他其实接收到了这个家族的不可见的正能量，一种无声的祝福。

我接下来想说的是，这些不可见的正能量和负能量，很多时候在很深的地方是交织在一起的。明明是诅咒，却以诅咒的方式传递出祝福。你们能够想到这样的例子吗？

比方说一位母亲，她总是以各种各样的方式影响自己的女儿，这不一定是说得出来的。总之是使自己的女儿看起来不太有女性魅力，不怎么会打扮，不太受男孩喜欢。可能多年之后，这个女孩子会渐渐地意识到这一点。当她同母亲去核对这一点的时候，连母亲也觉得很意外。她们经历了一个共同探索，得知母亲当年曾经因为女性魅力这方面，而受过创伤。她不知道如何去保护自己的女儿，因为她说不出来，但潜意识里做了。这就是以一种不可见的诅咒的方式传递着一种保护或者拯救的愿望。

当我们要追求自在的时候，除了可见的能量传递，我们更应该去考察自己在家族当中所接受的不可见的能量传递。而且这些不可见的部分，它的正能量和负能量往往是深刻地交织在一起的。我不知道有多少人曾经从这个角度来思考问题，因为它的确不是日常中我们会自发去思考的一个角度。其实只有在临床咨询累积到一定程度的时候，你才能够发现这些暗在的复杂交织性。

第四节
原生家庭对人格的影响

1. 原生家庭的确对一个人的人格成长有着巨大的影响。

2. 一个刚出生的婴儿，世界里只有母亲，他是通过跟母亲的关系来看待外在世界的。

3. 一个人的经历，还有他的环境，是可以改变他基因的表达的。

4. 一些极度抑郁的人，对原生家庭决定论有着强烈而坚定的信念。或许正是这样的信念把他们拖到这种情绪的泥潭里了。

5. 原生家庭的确解释了很多人的病理现象，但是当人在逐渐康复的过程当中，又能看到原生家庭在他身上的正向影响。

我们在这节中讨论一下原生家庭这个问题。

现在关于原生家庭有两个极端。第一个极端基本上就是原生家庭像是决定了一个人的一生一样，无论这个人过得怎么样，根子一定在他的原生家庭那里。如果他现在成的这个家有一些问题，还是会追溯到他从原生家庭里所带来的麻烦。另外一种声音则非常激烈地反对原生家庭论，他们会引用一些学院心理学的证据，来证明用原生家庭决定一个人的一生是无稽之谈。

其实双方都有自己的一些论据。考虑到我们此前谈到心的转向的时候，已经谈到过从实体转向缘起这样的一个转向，我们不妨就把这样的一个视角应用在对原生家庭的理解上。

一个人的问题，如果说跟原生家庭一点关系都没有，其实也挺奇怪的。因为他跟原生家庭之间的这种关系，就像路径依赖一样，的确影响到了他后来与很多人的关系。

就我个人所持的取向来看，我认为原生家庭的确对一个人人格的成长有着巨大的影响。精神分析流派非常看重一个人的童年对他人格形成的影响。一个人在童年所体验到的世界可以说就是他的原生家庭了。原生家庭里有很多看得到的、可以测量的，可以观察的东西。此外，还有很多不一定看得到的、很难测量的，即使在家庭当中的人也观察不到的东西，就像我们在上一节当中所谈到的一些看不到的正能量和负能量。既然看不到，那么这种影响很难测量，很难用科学的方法去验证它，但是在临床当中，我们的确可以慢慢地看到。

一个人刚生下来的时候，他的世界可以说只有他母亲本身。他是通过跟母亲的关系来看待外在世界的。当然了，母亲也并不是对自己所有的态度和行为都完全保持觉知的，这是不可能的。

比方说，一个人莫名其妙地对光头的男人很恐惧，想方设法地避开可能与光头男人碰面的场合。后来他才发现，原来自己的母亲对于这种形象的人也会有非常恐惧的反应。当然他并没有去母亲那里调查或者核实这是怎么一回事。

我们可以做个思想实验。这个人很小的时候，母亲抱着他在一条街道上走。如果碰到一位母亲所害怕的这种形象的男士，即使母亲不见得能够很清晰地意识到她遇到了一个令她感到恐惧的场景，她也可能会心跳加速、呼吸变浅，身上可能还会有汗。母亲并不需要告诉孩子，她目前正经历一个对她而言有威胁的情境，孩子还是能够非常直接地习得这样一种反应。

如果这样的场景多次发生的话，这个来访者可能就会莫名其妙地继承这一反应。这个过程当中其实并没有母亲意识的参与，也没有母亲言语的参与，来访者可能也没有意识到这些。但是这个模式可能就已经传递下来了。这其实就属于不大容易看得到的影响，是很难测量的，你只有在咨询案例当中才能够发现这一类影响。

刚刚只是一个有趣的极端例子。其实除了这一类的信息传递之外，原生家庭对孩子的塑造还有很多方面的影响。基因层面上的问题，也可以算作是原生家庭的影响，因为我们的基因是遗传自父母的。而且目前的人类遗传学研究发现，在DNA的序列完全不改变的情况下，一个人的经历和他周围的环境，是可以改变他基因的表达的。这种遗传学叫作表观遗传学。

表观遗传学可能会有哪些影响呢？比方说一个家庭当中经常有创伤性很强的气氛、很高浓度的负性情感的表达，这样一种情绪它就会作用于下一代。从什么时候开始起作用呢？说出来你都不信，在这个受精卵还没有形成的时候可能就已经起作用了，因为父母各自的情绪影响到精原细胞、卵原细胞的基因表达方式。

在整个孩子的成长过程当中，可能都会受到这样的影响。尽管科学已经揭开了一点这些影响的面纱，但也不是所有的都被很好地测量和研究。我认为从缘起的角度而言，原生家庭可以说是孩子最开始遭遇的世界，也是他同这个世界的其余部分形成关联的重要缘起。

我很难想象为什么会有人千方百计地想把原生家庭的影响抹去，至少从临床的角度而言，这种做法是很反直觉的。而且临床方面的依恋理论以及阿德勒所言的出生次序对孩子人格的影响，这些几乎已成定论。

但话虽这样说，我本人是反对原生家庭的决定论的。有的来访者来到咨询师这里，看起来非常绝望、无助。因为他深深地相信他生命当中无论是看得见的还是看不见的，很大程度上都已经被决定了，所以就没有希望了。

有时候我会去问他："你某一天会走进咨询室，会来见我，或者像我这样的一个人，这也是被决定的吗？"这通常会引起来访者的反思。如果全部被决定，我们其实什么也做不了，只能看着一张已经被完全规划好的设计图，最后变成一栋建筑，我们还有必要邀请人来看吗？其实也不是真的被决定了，这来访者内心的确是被一种受限制的、没有希望的感觉所笼罩。但是如果他内心完全相信决定论，他根本就不会来找咨询师。所以我相信至少来寻求帮助的人，他应该对被原生家庭所决定这一点并不是深信不疑的。

当然在某些情况下，比如在一些极度抑郁的人群当中，你会发现他对决定论有着非常强烈而坚定的信念。可能正是这样的信念把他们拖到这种情绪的泥潭里了。

而且就像我在之前的分享当中提到的，一个家庭会传递看不见的负能量。可是，它也会传递一些看不见的正能量，这种正负能量之间还存在着复杂的辩证关系。

有时候可以这样说，原生家庭的确解释了很多当事人的病理现象，但是当事人在逐渐康复的过程当中，你又能看到原生家庭在他身上所施加的正向影响其实也是慢慢被发现的。人不喜欢内心有冲突这件事情。如果原生家庭完全可恨，我们就可以放心大胆地去恨它。如果与此同时，我们又知道它不是那么坏的，不是百分之百坏的，内心就会有冲突。没有人喜欢这样的冲突。

所以很多时候我们会加工原生家庭对我们的种种影响，把它变成一种看起来没有冲突的形式。最常见的方式就是当它是完全坏的，所以我有理由逃离它，或者有理由惩罚自己。因为惩罚自己，看起来就是对原生家庭的一个比较不错的报复。

你会看到，有些人在这样的一条路上走得还挺远的。当然他们在一个合适的缘起下，也可能会寻求他人的帮助。一旦他想寻求他人的帮助，那就说明在他的心里，相信世间有帮助他的人。如果原生家庭从来没有给他带来任何这一类的体验，"相信别人会帮助我"的信念又从何而来呢？

所以很多时候无论是毒药还是解药，其实都在原生家庭里头，或者说在原生家庭背后的家族系统当中。我们只要耐心地去寻找，你会发现使自己能够获得自在的因素，其实也是在这样一个让我们觉得很沉重的原生家庭里。

第五节
现代家庭中的角色混乱

关键语

1. 如果我们把自己固着在一个儿童的位置，认为自己还没有当够孩子的话，那在面临新家庭当中的角色需求的时候，比如当爸爸、当妈妈，其实很难胜任。

2. 如果在原生家庭里，我们的角色得到了充分的成长和分化，那会更敢于放心大胆地接纳或者整合自己的新角色。

3. 角色紊乱往往会带来界限不清的问题。当夫妻之间的界限出现问题的时候，孩子会被吸入一个问题系统当中。孩子会被父母其中一方捕获，使得他们之间形成了一种可能非常黏着，也可能极其冲突的一种关系。

4. 孩子会忠于家庭，既忠于他的母亲，又忠于他的父亲。如果父母之间有激烈的冲突，他甚至会忠于激烈的冲突。这带来的表现就是他的内心经常充满着激烈的冲突。

5. 情绪会干扰我们对家庭和家族的感知。我们对于家庭和家族的感知其实最容易情绪化了，因为很多原始的情绪本身就是从这个系统当中带来的。

　　我上一节支持了这个观点：原生家庭对我们有影响。这些影响，就是理解现代家庭各种麻烦的观察点。当然，从缘起的角度来讲，一个麻烦的形成肯定是有很多因素的。那么，在这些麻烦当中，一个比较显著或者突出的，就是角色紊乱。

　　我们在临床上会看到这样的一种家庭，它的角色紊乱到什么程度呢？一言以蔽之，这个家庭当中，爸爸不像爸爸，妈妈不像妈妈，孩子不像孩子。

　　如果考虑到延伸的家庭，也就是双方各自的家庭的话，你会发现，很可能他们各自的父母也不太像父母。有些时候他们各自的父母可能还要与孩子这一辈争宠。如果这是一出戏的话，这个戏服大家似乎都穿错了。可能童装根本做得不够，因为大家看起来都想穿童装。有些时候可能爸爸穿着妈妈的衣服，妈妈穿着爸爸的衣服。还有一些情况，可能爸爸没有穿衣服，跟孩子一样，而妈妈是既穿着妈妈的衣服，又穿着爸爸的衣服。

　　家庭的角色紊乱，的确是很多麻烦的一个表现。为什么呢？在成家的时候，其实所有人都经历了角色的转变，尤其是在生育之后，一个男人要迎接父亲的角色。很多时候男性可能在表面上很希望自己尽快当上父亲，但是他的潜意识不见得这样想。可能伴随着当父亲日期的临近，麻烦就意想不到地冒出来了，因为他觉得接下来要适应这样的一种角色，其实是一种危机。对于女性而言也差不多。这是刚完成生育后的家庭。

　　有些家庭可能孩子是青少年了。这个时候，如果父母的角色太不给力，你可以发现这个孩子会在情绪和情感上照顾起自己父母中的某一方。在比较糟糕的情形下，他可能要照顾父母双方。这样一来，这个孩子跟父母的角色就倒置了。

如果我们都在各自的原生家庭里，始终固着在一个儿童的位置，也就是说如果我们还没有当够、演够自己儿童的这一面，那在面临新家庭当中的角色需求时，其实是很难胜任的。从这个角度来讲，我们在原生家庭里，自己的角色是不是得到了充分的成长、充分的分化，这与我们敢不敢放心大胆地接纳或者整合下一个角色有很重大的关系。

角色紊乱的情况，往往会带来界限不清的问题。比方说，夫妻之间其实应该存在着通透性比较好、弹性比较充足的界限。但是，夫妻之间可能会有很多的隔阂，使这个界限变得非常僵硬。当夫妻之间的界限出现问题的时候，孩子会被吸入到这样的一个出了问题的系统当中。他可能会被父母双方的其中一方"捕获"，这会使得他们之间形成了一种非常黏着、非常亲密的关系，或者是在亲密关系里头有很多冲突。这样的关系联盟是具有排他性的。这样的话，家庭当中就不是一个比较均衡的三角，可能最后会被压缩成一个线段，也就是说这两个人的系统可能会完全融合。

有些时候，来自长辈的原生家庭里的侵入力量，也会破坏家庭当中的种种界限。一个家庭的良好功能，依赖于人与人之间合适的界限、合适的距离。如果没有界限的话，就像是一个房子，它中间的厕所的门、厨房的门和浴室的门全都坏掉了，所有的房间都可以自由出入。这样的话，这个房子的使用价值就可想而知了。当一个家庭中出现角色混乱的时候，就会带来这种界限不清的问题。除了门坏了，也有可能这个门被锁死了，这就是各种各样的界限问题。

当界限一旦失去之后，就会形成很多"三角化"[①]，三角化是家庭治疗中的术语。其实我刚刚已经讲了，孩子跟父母之间会形成三角化。本来是父母之间的问题，接触三角化之后，孩子就被吸入这个系统了。一旦被吸入这个系统之后，孩子就需要把自己奉献给这个三角关系来稳定它。

其实，儿童、青少年能够正常成长，往往是因为家庭不会给他派遣稳定三角关系这种非常难的任务。相反，家庭应该是信心、支持的一个可靠来源。如果该有的没有，不该有的又有这么大的剂量，这么一正一反，孩子出现心理问题，其实就是顺理成章的事。

有时一家人来做咨询，即使只看到父母，这个孩子的状况我心里头其实已经知道得差不多了。简单来说，换成谁在孩子这个位置上，都会被"撕开"的，因为他被派遣了拯救家庭的任务。

孩子会忠于家庭，他既需要忠于他的母亲，又需要忠于他的父亲。如果父母之间有激烈的冲突，他甚至会忠于激烈的冲突。这带来的表现就是他的内心经常充满着激烈的冲突。

当一个人的内心经常充满这种有关家庭的激烈冲突的时候，他会如何展望自己的家庭呢？有一部分可能会对组成一个家庭，已经有了三分恐惧。

再者呢，由于他内心存在这样的冲突，所以他容易找到具有类

---

①三角化：原本是两个人之间的关系问题，引进第三人参与。在这里表示父亲、母亲和孩子之间产生的特殊情感与联盟关系。

似冲突的另外一方。这样一来，两个人就各自携带了原生家庭里的冲突，当他们组建家庭的时候，你可以想象他们多大程度上能够做到只是两个人在一起呢？可能有很多看得见的和看不见的能量，会在空中展开争斗。如果他们有孩子的话，孩子很自然地就会成为能量传递的下线。

从这样的一些麻烦可见，如果要完全拔除与原生家庭的关系，在我看来的确是有悖于常识，且有悖于临床上的观察。所以我们需要思考，我们从原生家庭里继承了怎样的使命和任务呢？我们被派遣了什么必须干的活？

就像是"凤凰男"这个词语，其实它是携带着使命的，而不仅是一个人的事。身怀如此大的一个使命，当他组建家庭的时候，仿佛这个家庭的成员也要变成他完成这个巨大使命的战友了。婚姻中的另外一方会不会这么想呢？通常而言不会。因为那是你的使命，我还有我的使命，甚至我还希望你和我一起来履行我的使命。

所以当我们组建家庭之前，说得可怕一点，我们本身就是有负资产的，是一个"欠债"的状态。欠债固然可以逃，但是冤有头债有主，不见得能够一劳永逸地逃开。在心理层面可能总是有隐隐的不安，有不自在。

我们在这里也并非鼓励你干脆不要发展。"你既然是一个有债的人，你用你的整个生命来还债算了"，有人的确是这样想的。我们不鼓励这种看起来消极的悲观主义。

如果能够好好地看一看自己的生命，我们其实是有破局之法的。我们从自己的家族角色当中，其实是可以分化出来的。只有完成这样的分化，我们才会有足够的力量。当我们有了足够的力量，才能够完成这个家庭对于我们的一些需求。有些时候需求其实并不多，但是我们主观上会加工它，会觉得暗无天日，没有还清的那一天。这样内心就很绝望，肯定不自在了。

　　所以我们还是要看一看，可能事情没有想象中那么可怕。因为有些时候，一些情绪会干扰我们对家庭和家族的感知。我们对家庭和家族的感知其实最容易情绪化了。因为很多原始的情绪本身就是从这个系统当中带来的，所以这些原始情绪本来就处于一个容易被家庭事件激活的状态。

第六节
夫妻双方的原生家庭带来的影响

 关键语

1. 家族，可以说是一代又一代的婚姻。

2. 夫妻之间的互动，某种程度上也是各自原生家庭的互动。

3. 夫妻双方的父母是否合得来，对于婚姻关系来说很重要。

这一节来谈一谈婚姻的问题，婚姻其实就是家庭得以形成的一个缘起。所谓家族只不过是一代又一代的婚姻。

有关婚姻，我以前有过一个说法。这个说法其实是从老师那里听来的，只不过我后来又丰富了它，叫作"一张婚床上躺着六个人"。这其实是一个思想实验，如果两个人想在一起，你们可以请他来做一做思想实验。当然了，如果两个人的熟悉程度还不足以做思想实验，我觉得可以再等一等。

为什么会是这样？大家听完思想实验的介绍，差不多就理解了。

首先甭管你是男方还是女方，因为这些计算其实都是对称的。你要看你的爸爸和对方的妈妈能不能过好两口子的生活，如果觉得他们能过得特好，那就加五分。如果他们在一起是彻头彻尾的灾难，那就扣五分。零分就是一个中间状态，你可能实在不好说他们相处起来会是怎样。这就是第一步计算。如果你觉得他们能相处好，就给高分；如果你觉得他们不能很好地相处，就给低分。

第二步，你要看你的妈妈跟对方的爸爸能不能过好两口子的生活。计算的方法跟刚刚一模一样，也是从负五分到五分的范围。

第三步，要看你的爸爸跟对方的爸爸能不能当好兄弟，也是从负五分到五分的范围。

到了第四步，我相信大家基本上都能猜出来了，要看你的妈妈跟对方的妈妈能不能成为好姐妹，也是从负五分到五分。

这样，各位其实也就知道了，最后得分范围理论上是从负二十分到二十分。但是我猜想，负二十分应该不大可能，如果是这种情况，两个人怎么会碰面呢？怎么会相处到能够做思想实验的程度呢？很难想象，只有编小说才会这样编吧。

那二十分，我觉得理论上是有可能的，但是我还真的没有见过这样的组合。这也是由于我们临床咨询工作所见的都是异常的个人、家庭和婚姻，所以我们通常而言，不大容易见到如此理想的情况。

有人如果能算出一个得分，就能看得出他对于对方的家庭，以及自己的家庭都比较了解。这本身其实就代表你们的关系已经比较深了。

如果双方关系没有那么深的话，你可能都没有接触到对方的父母，那就没有办法做刚刚的思想实验并计算得分了。所以一般来说，能够做思想实验的人，通常而言是一个正值分。也就是说在他们的关系当中，这种使他们能够联结的力量，其实已经比较强了。

也有人的确算出负分，算出负分后他会告诉我："哇，那不会吧！我们两个人的关系很好，结婚只是我们两个人之间的事情。我们原来的家庭不管怎样，那些都已经过去了。"如果他实在不信，我也只好说："我祝你们幸福，但是请不要怪我乌鸦嘴，你们的关系往后如果出现一些小麻烦的时候，可以利用这个思想实验来看一看，这个麻烦究竟出在哪里。"

对于大多数家庭，一般来说，在刚刚计算的这四个项目当中，有两项是正值的。因为有两项是正值，才有可能大概率上保证总的得分是正值。所以他们能够在一起过得不错，这也是由于他们的父母内在形成了我刚刚所说的这些联盟。

但是如果这样的关系出现了一些问题，刚刚的思想实验其实还是有一个很精妙的作用。那就是可以看一看这个问题是由于你父母当中的哪一方，跟对方父母的哪一方发生了冲突。也就是说你们之间的互动，它背后的本质其实已经变成了他们俩之间的矛盾和冲突了。重新做一下思想实验，往往能够使人明白他们的冲突是怎么一回事。

这个实验当然是一个无比简化的版本。各位可以想一下，双方各自的父母是不是又各自有父母呢？他们不是从天上掉下来，或者从石头里蹦出来的，他们本身其实已经继承了刚刚我们说的这种内在组合了。

有人会问我："我父母其实都已经不在了，或者其中有一方不在了，我也没有见过双方父母在一起交往的任何场景。你这个题我该怎么做？"这没有问题的。如果你对自己的父母足够了解，对对方的父母也有一定程度的了解，想象一下他们碰面会怎样，其实也不是很难的，对不对？

如果这个人不需要碰面，甚至也不需要活着，就能够做思想实验的话，也就意味着一张婚床上躺的不止六个人。这里的六个人，是指你、对方、各自的父母。但其实，父母上面还有父母，有些早就不在人世了。所以，躺的还不一定是活着的人，这想起来令人毛骨悚然。在一些家庭当中，你能够看到有些躺着的可能是隔了一代的长辈。在更戏剧化、更典型的家族当中，还可能是隔了两代的一位祖先。这位祖先的影响并没有消失，他的能量场实在是太强了，所以他的影响仍然能够作用于这对小夫妻之间。

所以我们不可忽视这一点：我们的确处于家族的传统当中。把这一部分好好盘算一下，我们就可以看到，双方是不是在心理层面门当户对。

有时候，我们可能只倾向于计算意识层面。无意识层面的东西，可能我们要么是不知道，要么是不想算、懒得算。在意识层面比较好算，比如我们都喜欢旅游，喜欢美食。这些看起来就成为两个人在一起的理由，而且绝对可以持续地在一起。

个人无意识的部分，可能跟我们家族、家庭的无意识是相通的。通常我们在年轻的时候，离原生家庭有一些距离。比方说你去外地求学，然后又自己工作，经济独立，所以我们这个时候呈现出的是受原生家庭影响最少的时候。这时候的我们很容易只计算人格当中比较外显的部分、意识当中比较靠近表层的部分对我们的影响。很多时候，一个人恋爱、求偶、成家，也就是在这个阶段，所以我们会觉得这是一个全新的开始。

其实，我们的确应该为人类有这样的喘息机会感到开心，感到兴奋，并且为他们祝福。如果是一对新人，那么他们对于自己原生家庭中这些东西的意识化的程度可能并不高。不然，他们可能真的没有去步入婚姻、组建家庭的勇气了。

有时候这种盲目也是加引号的，也不完全是坏事。但是当你们的关系出现问题的时候，刚刚这个实验的算法就是一个很不错的思路。

其实从婚后到生育，尤其是生育，会带来一个孩子，有了孩子后，对于夫妻双方而言，仿佛自己的童年都要被再演一遍。而且往往由于孩子出生的缘故，双方父母或多或少都会介入。有时候，夫妻双方会很惊讶地突然认识到：我的父母居然是这样对待我的孩子的。好像突然他们就明白了，当年父母是怎么对待自己的。

人们这时候可能会气不打一处来，之前觉得父母的事情已经过去了，现在又感觉到还没有过去，你们居然这样对待我的孩子！这可能会产生很激烈的冲突。这样，一个家庭系统当中突然就灌注了很多负能量，可能是暂时很难转正的负能量，这往往会成为小家庭的考验。

在一张婚床上的这些人，甚至不光是人，有时候还有鬼，他们会打起来。这样一来，婚姻的确是很考验各位的修行，因为我们很有可能在这种情况下想：我不考虑过去了！我也不考虑自己！我还是不要对自己好奇了！你要赶紧决定我们在不在一起！这个问题究竟对方负多少责任？接下来我们该采取什么样的行动？我们离婚吧！

这样一来，家庭当中面临的危机就被实体化了。好像这个危机不是一个与我们各自的过去广泛关联的现象，我们就想把这个实体除之而后快。其实这个时候往往又成了悲剧的一个续篇。当然，在临床当中这样的戏码的确是太常见了，咨询师总体而言是一个价值中立的角色。

其实家庭关系是不是一定要像古人那样持续到地老天荒呢？这倒也不必。但如果你想过得好，总归还是要从经验当中学习的。

日常训练法

1. 为了拥有比较真实的自在，我们无法回避的问题就是我们处于传统当中的家庭。大家不妨翻开你们家族的老影集，好好看一看，看看这个影集给你一种怎样的感觉，看看哪些人可能一直不太去想，但是看到照片的时候却有很多感应。如果你们方便的话，今天就可以去做这件事情。等自己觉得时机成熟的时候，再去做家庭或者家族传记的工作。

谁的照片？画面上有什么？	我对这张照片的感觉

2. 我们需要算一算账，什么样的传统在影响着我们？我们可以做一些反思：在自己目前的决策体系、价值体系里，有多少来自父亲？有多少来自母亲？因为父母本身就是不同的传统。有多少来自自己的求学生涯？有多少来自自己的伴侣？它们之间是一个怎样的关系？是不干扰，是相互冲突，还是比较激烈的冲突呢？

生活中常见的、重要的事情	我的反应、处理方式	我父亲可能的反应、处理方式	我母亲可能的反应、处理方式	我伴侣可能的反应、处理方式	社会上期许的反应、处理方式	这些反应或者做法之间的关系
例：过红绿灯						

哪怕我们不见得把这个账算得很清楚，但是会有这样的一个意识。如果我们想真正追求自在的话，真的要好好看一看，当下我们处在一个怎样的景况当中，这一点是很重要的。

3. 大家可以再次去看自己家族的影集，带着更多的觉知，去体会这些照片给自己带来的感觉。就以前文所分享的这样2×2（正负能量，可见、不可见的能量）的方式，来体会每一个人对你的影响。

能量/觉知	正能量	负能量
可见的		
不可见的		

这倒不一定就会达到一种意识层面上的很清晰的洞察。但是这样的感受或许会埋下一颗种子，它让我们有觉知地同自己的家族联结。哪怕我们最终离开这样的家族，但也还是会有很多不可见的能量传递。我想这些不可见的部分，渐渐地变得可见，可能离自在的目标就会更近一步。

以上仅仅是考察了竖直的自上而下的传递。同样的思维方式，也可以用在竖直的自下而上的，以及水平之间的传递。这些就交给大家自己去体会了。

4. 根据下列表格，看一看自己的原生家庭，可能会存在哪些解药呢？这些解药可能会藏在哪里呢？这样一想，没准会有不错的收获。

让我感到不自在的事情	家庭可以怎样帮助我	谁是关键人物

5. 我们要留心，自己对于家族和原生家庭，怀有一种怎样的情绪。既然它是一块有颜色的镜片，它有什么样的颜色，其实我们是需要觉知的。因为如果完全没有觉知，我们对于家庭的感知可能就被局限在这一种颜色里头了。

我对原生家庭 怀着怎样的情绪			
原生家庭 给我的使命			
原生家庭中 各个角色的特点			

正像此前我们谈到过的转向心一样，我们从行动转向好奇，这种好奇使我们增加智慧，靠着这种智慧，我们才能够在这样一种能量场当中保持自己的位置。

6. 各位可以做一做以下的思想实验，打打分，看看有什么发现。

	分数	笔记（可以做一些说明）
我母亲和对方 母亲的关系		
我父亲和对方 父亲的关系		
我母亲和对方 父亲的关系		
我父亲和对方 母亲的关系		
总分 （心理层面匹配程度）		

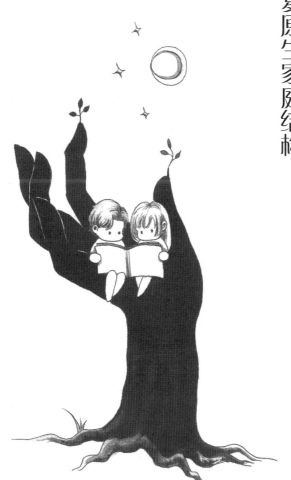

第四章

六步修复原生家庭结构

第一节
重建不曾得到过的安全依恋

1. 重建依恋是修复原生家庭结构并从中获得力量的第一步。

2. 我们几乎所有人都在这个世界上寻找着可依恋的对象。因为依恋是我们生命早期最重要的关系，是我们能够生存下来最重要的保障。

3. 回避型的依恋是不愿意与人建立关系；焦虑型的依恋是与人建立关系的时候很矛盾，很冲突；紊乱型的依恋是跟人的关系非常紊乱，忽远忽近。

4. 我们可能会在家庭之外找到人当作我们的"家人"，这是重建依恋的一种方式。

我们今天来讲述"重建依恋"这个议题。

家庭如何让我们不自在？我们要系统地来谈一谈，如何从这样的问题里解脱出来。我想说的很重要的第一步就是重建依恋的问题。

即使完全没有心理学的背景知识，也没有从事过心理咨询的经验，仅仅是靠日常生活当中的观察和思考，我相信很多人对于以下这个结论并不会感到怀疑：几乎所有人都在这个世界上寻找着可依恋的对象。因为，依恋其实是我们在生命的早期最重要的关系，是我们能够生存下来最重要的保障。

我们跟自己的首要抚养者，通常是母亲，其实就是一种依恋的关系。如果一切进行得正常，孩子会发展出安全的依恋。如果这个过程当中出了一些问题，可能就会有各种各样的非安全型的依恋。

比方说可能是回避型的依恋，即不愿意与人建立关系。也可能是焦虑型的依恋，即同人建立关系的时候很矛盾、很冲突。也有可能是紊乱型的依恋，这个时候跟人的联结就非常紊乱，忽远忽近。可以说一切关系的一个可参考的原型，都是在婴儿和儿童时期对自己的母亲的依恋关系。

如果一开始能够比较好地得到一种安全型的依恋关系，那么他可能很自然对这个世界就是一种比较信任的态度。如果没有的话，他可能在这个世界上就感觉没有那么安全，那么自在了。但是他后天也会去寻找各种各样的关系，一种依恋的本能会推动他去寻找替代品。比方说你会看到两个人在一起，很多外在的条件好像不是那么匹配，但是他们过得好，有可能他们其实互相是对方的安全性依恋的客体。

如果一个人在这方面有困难，他可能在每一段关系里都会把对方视为一个需要依恋的对象。尽管，依恋在所有的关系里处于背景性、基础性、核心性的地位，但是毕竟成年人的关系不仅是依恋，可能有承诺，有浪漫，甚至包含一些工作关系。如果你在所有的关系里，都要去寻找没有得到好好满足的依恋的话，可能会给自己带来很多麻烦、很多不自在。

很多人进行心理咨询，其实这也是一种重建依恋的努力。还有非常典型的情况，他会在自己的家庭之外找到一系列的家人。怎么讲呢？他会找到一个人，像比较理想的爸爸，然后再找到比较理想的妈妈。有些情况比较复杂，还找到理想当中的哥哥、姐姐、弟弟、妹妹，甚至祖父母都有可能找到。

尽管他找的这些依恋的对象很有可能相互不认识，但是在他的心里，这些人把他内心当中一个可靠的家庭给重新组合了起来。我把这称为在原生家庭之外，重建修复式家庭结构的努力。可能这个人完全不知道自己在进行这样的努力，也并非有意识地策划了它。

那么，是什么样的一种内在力量，使得这些努力以系统式的方式进行呢？我觉得这其实还是一种人愿意回家的愿望。我相信在这一点上并没有东西方的巨大差别。

对于很多人而言，家是一个塑造了我们生命之初整个世界的地方。你能够看到有些人，他哪怕并没有成家，但是他似乎也在过着一种家庭中的生活。有些人在他心里被视为父亲，有些人在他心里被视为母亲。有一种看起来比较系统化的流水线式的做法，那就是他可能会在一种比较长时间的心理咨询关系当中，把咨询师当作他重要的亲人。

有时候他会不断地测试这个咨询师。这个测试其实也不是有意策划的，而是自然而然发展出来的。他可能会反复有一种努力，想把咨询师变成他不可靠的家庭成员。比方说可能是冷漠的母亲，可能是侵入的母亲，也可能是疏离的父亲，或者是暴虐的父亲，这些都是比较常见的情形。这样的测试可能会发生很多次。

如果咨询师做得不错的话，来访者慢慢就会知道：他人并不像自己在原生家庭当中所接触的那样，的确有很多其他的可能性，这个世界的确有值得信赖的他人。这样一来，其实他就像是生活在一个修复式的家庭结构里。

这样的一个家庭结构跟他自己原本的家庭结构的确是非常不一样的。其实一开始原本的家庭几乎就是世界的全部。所以从这个角度来说，如果这个依恋能够被很好地重建，其实人的内在的家庭结构就会发生变化，与他人互动的模板也会发生变化。这样一来，这个人其实很自然地就会变得更加自在。

为什么呢？原来他深深地相信，这个世界就像他曾经熟悉的家庭一样，不可能有尊重他、对他慈悲的场所。这个时候他如果能形成一种内心比较饱满、比较安全的依恋，他会更加信任自己，因为他觉得他是一个被足够好的家庭所抚养大的。

当内在有关家庭的印象被改变之后，其实我们可以说这个人的记忆也发生了变化，因为我们对外在世界的感知，都是以我们的记忆作为参考经验的。你可能完全没有留意这个过程，你对当下的感知都参考了你既往的经验，尽管看起来这是一个过去的经验，但它其实是发生在当下的。它甚至可以被视为是当下在你的大脑中所进行的电生理活动。如果这样的活动被不断修正的话，我们可以说这个人的记忆其实已经发生改变了。如果这个人的记忆发生改变，我们甚至可以大胆地说，这个人的过去其实也被改变了。

我在这里其实也就是从理论上论证一下，这种修复式的家庭结构是可以建设的。在一个修复式的家庭当中，的确能够获得一种新型的依恋。在这种情况下，如果重新回望以前的生活，往往也会有很不一样的视角。

我们在日常生活当中要尽量避免把别人视为我们的父母，因为这样会给我们带来很多麻烦。但是在不断与人深入互动的过程当中，其实我们的确能够从他人那里得到一些东西。如果你比较幸运的话，会得到自己原来没有或者不够的慈悲，以及原来可能没有的尊重，还会从与他人的关系里逐渐获得原来的家庭当中没有的节制、纪律、约束。

一个正常的家庭，其实不光有慈悲、尊重、关爱，往往也有纪律、约束、节制。所以如果我们能够对这个世界存有一些信任，就能够从中不断去搜集材料，不断去寻找他人，然后在这样的关系里不断丰富自己。说到底，我们自己的父母，也是从生活中走过的人，只不过他们走过的时间比较早，所以对后来的人产生了影响。

如果我们接纳这些可以形成病理的心理结构，解决之道其实仍然在他人那里。在别人那里我们可以获得源源不断的解药，因为最终其实我们的人格就是同他人互动的经验的沉淀物。

我在这里鼓励大家，要勇敢地与他人互动，要相信这个世界的人非常不一样，生活在非常不一样的传统里。有些人可能在静静地等待我们，等待我们在这种关系里圆满自己。其实往往这样的关系也成就对方。咨询关系，其实就是这一类关系当中比较特殊的一种，所以我们有很多机会看到这个过程。现在我想把这样的信心传递给各位。

第二节
领悟、修通原生家庭中的情结

 关键语

1. 所有观察的行为本身就携带了观察者自身的立场。

2. 小孩子追求爱憎分明，因为很难理解好人也坏，坏人也好。我们的心灵比较脆弱，所以它容纳不了很多冲突。

3. 精神分析学派认为，除了爱恨，孩子其实对父母也有情欲或者性方面的幻想，因此可能会有乱伦焦虑。

4. 有时候我们其实很难与受限于家庭情结当中的自己告别，因为会觉得是那么委屈，还没有报复、报仇。这其实是一种对自己的拯救情结。

这一节谈一谈从家庭情结中的领悟。

我们以前做青少年咨询的时候会发现，青少年口中的父母可能宛如恶魔一般，让人听后非常动容，非常动情，感觉到深深的怜悯。但是当你有机会看到青少年的父母，你会发现哪怕没有那么深入的接触，也会有一个非常不一样的印象。当然，也有一些你看了之后，印象比孩子口中说的还糟糕，这样的情况的确是存在的。当这样的事情见得多的时候，我们不由得思考一个问题——真相究竟是怎样的？

我后来逐渐开始做更多大人的治疗的时候，也会做一些家庭整体的咨询，慢慢就能够获得更多的视角。你会知道如果A和B在一段关系里，那么至少有三个真相，是至少。

第一个是A觉得的真相，第二个是B觉得的真相，第三个是旁观者所看到的真相。其实所有观察的行为本身就携带了理论以及观察者自身的立场。所以旁观者也未必能够保证自己看到的一定是真实。除了某些具体的物理性的事件，在真实的立场上其实是很多元的，的确可以通过多方证据来汇总。

很多时候我们对于家庭的感受，并不像单反相机照相一样清晰。即使单反相机照相很清晰，选择什么样的角度，怎么构图，摄影者仍然是有自己的一个预设的。

我们的内心有一些我们没有那么清楚的力量，这些力量可以分为两类：第一类是情绪，第二类是欲望。这些在后面的章节中会提到。现在要提一下的是，情绪和欲望就像是可以把我们用摄像机摄进来的影像进行加工的某些颜料一样。用一句话来说，我们对于家庭或者对于父母的印象固然是真的，但是它其实已经被我们内在的驱力和爱恨加工过了。

大家有没有见过这样的例子？一个小孩，他认为爸爸是全好的，妈妈是全坏的。当然反过来的情形也很多，妈妈全好，爸爸全坏。出于一般的常识，我们应该会接受：一个人既不可能全好，像神一样，也不可能全坏，一无是处。否则父母怎么会走到一起呢？这是很奇怪的事情。

那么为什么这个孩子会形成一方全好，一方全坏的印象呢？这其实就是用自己的一种爱恨二分法处理了父母在内心的影像。父母给自己的印象可能都是有好有坏的。这样一来，对于这个孩子而言，他就面临着双份的冲突。当恨母亲的时候，他是冲突的；当恨父亲的时候，也是冲突的。

我们已经提到过我们不喜欢冲突这件事情，所以这个孩子会有一个内在的加工历程。他把父亲和母亲好的部分算到其中一个人身上，可能是父亲或母亲，然后把他们坏的部分算到另外一个人身上。这样一来，孩子就可以爱那个好的，恨这个坏的。于是，他就没有那么多冲突了。

小孩子看电视总是要追求爱憎分明。因为他很难理解好人内在也坏，坏人内在也好，这样的话他就感觉到冲突和困惑。那么当他看家里的戏的时候，也有可能用同样一个分裂的机制处理对父母的印象。

当然了，当处理之后，在他内心的层面上，这是真的。只不过他不知道这样一个真的印象，其实是有它的缘起的，它并不是一个实体状态的真，而是一个缘起状态的真。这个缘起就是由于我们的心灵比较脆弱，所以它容纳不了很多冲突。

通常而言，我们长大之后会慢慢变得辩证一些，这主要是针对家庭之外的其他人。但是对于原生家庭的印象，可能仍然笼罩在分裂的机制下。

除了爱恨，孩子对父母也有情欲或者性方面的幻想。很早的时候，精神分析学派就发现了这个秘密。尽管对精神分析学派而言，这几乎是常识，但是在社会层面上不大容易被人接受，尤其是在中国这样的一个儒家家庭文化主导的地方。

你有时会看到，一个女孩对父亲非常憎恨。如果你做足够深入的分析，会发现这可能是由于她爱慕自己的父亲，她希望跟自己的父亲很亲密，甚至是情侣关系。当这样的一种感觉哪怕被当事人意识到一丁点，都会引起很强的乱伦焦虑。

如何应对这样的乱伦焦虑呢？可以反其道而行之。父亲是一个十足的坏人，所以我可以恨他，可以与他保持距离。这样的话，一种纯粹的恨可以通过远离、保持距离的方式来成功地化解。对父亲的爱慕和因为爱慕而生的焦虑就会消失不见了。

我举两个例子，其实就是告诉大家，我们对于原生家庭以及原生家庭里的成员的感知，可能是被非常精致地加工过、转化过的。当转化之后的家庭的一个图景被体验的时候，其实它是真的。

我们在临床当中当然会把它当成真的。但是从缘起的角度而言，这个"真"，可能有很多我们心灵参与的成分。当心智逐渐地成熟，我们可能就会逐渐从这种家庭情结当中走出来。

我们的家庭是我们情结的很重要的来源，除了有对于父母的一种依恋的情结，也有试图介入他们竞争的一种三角关系的情结。种种的情结，再被我们自己的爱和恨所加工。真正的多年之前的家庭互动究竟为何，其实就隐藏在一团迷雾当中了。

通常而言，来访者在进行比较充分的个人分析之后，就会对自己的原生家庭乃至家族进行分析。有些时候他会自发去调查当年的实际情况是怎样的。因为肯定有人见证过这个家庭究竟是怎样互动的。往往他会发现自己对家庭的印象不是唯一的版本。这个时候他可能就逐渐地把自己也从家庭情结当中解放出来了："我不仅是一个被父母遗弃的孩子，我不仅是一个没有家的人，我不仅是一个被他们两个残忍剥削和利用的人，我可以有很多的可能性。"这样一来，我们对家庭的印象、理解有很多的可能性，于是，我们对自己的这种讲述也就存在着修正的可能性。这其实就是逐渐地走向自在。

如果没有很好地领悟修通这个家庭情结，可能就会始终认同自己是内心的"家"①里的人。这样的话，世界很多的可能性没被看到。而且再次组建的家庭也可能由于自己深陷原生家庭的情结，借助同类相吸引而发生重复。这样一来这种悲剧就此恨绵绵无绝期了。

大家不妨在心里做一番省察。我可能会怎么加工我对父母乃至家庭的印象？这中间有多大的比例是依据事实？其余的部分，有多少位见证者自己是可以询问到的？

我们甚至可以在合适的时机去问一问，有时候甚至可以问一问自己的父母。即使父母可能离得非常远，但是不代表与父母相关的东西你搜索不到，你不妨以这些东西为线索，追溯一下与这些东西相关的实际互动，尝试着站在这个家庭之外，或者这个家庭边上看

---

①内心的"家"：此处指内化了的家庭，而不是指外界的真实家庭。

一看，原本的结构可能是怎样的。

有时候我们其实很难与受限于家庭情结当中的自己告别，因为我们觉得他是那么委屈，他还没有报复，甚至没有报仇。我们要把他抛弃的话，好像整个世界都会抛弃他。这其实是一种对自己的拯救情结。

这个情结连同其他情结一样，其实都应该得到足够的领悟修通。当我们内心的情结越来越少的时候，内在空间会变得越来越大，这时候就会有光照进来，有风吹进来。这可以说也是人生当中值得品尝的"一味"吧。

第三节
继承祖先的能量，孝不一定要顺

关键语

1. "孝"和"顺"联系在一起的时间并不长。"孝"最早的对象是祖先，并不是父母。

2. 孩子早熟，有可能是因为继承了祖先的"精神遗产"。

3. 虽然孩子基本是随父亲姓，但观察到的是女性到女性的代际传递往往更为深刻。

4. 对家庭、家族忠诚，并不一定需要通过"顺"来表达。我们可以有自己传递祖先能量的方式。

这一节的话题是"认祖归宗"。我在认祖归宗上是打了引号的。我其实并非倡导原教旨主义的儒家——要把祖宗当神看待，不管他们做过什么。我在此前其实谈到过，在跨代传递当中，这个家族可能会有正能量传递下来。这些正能量可能是看不到的，它们来自哪里？

其实它们也是从我们的家族系统往上，一直追溯到祖先那里传递下来的。通常而言，我们比较熟悉自己的父母，或者是再长一辈的祖父母的一些"诅咒性"的话语，但是对更久远的祖先的"祝福"不见得体会得到，有时候还会有很深的误解。

在这里，我要首先谈一谈"孝"这个字。这个字引起了很多的误解和争议，我倒并不是为孝文化开脱，只是想揭示一点，我们所知道的未必全部是事实。

在汉朝以前，有"孝享"一说。"享"其实就是对祖先的祭祀。所以"孝"并不是针对父母的。尽管父母是祖先在人间的代理，但此时"孝"的对象仍然是祖先。大概在唐代，"孝"开始与"敬"连用，有"孝敬"之说。但"敬"其实也并非一种非常刻板的、单向的敬畏，从某种程度上来说还是相互性的。

"孝"和"顺"连用其实是从清朝才开始有的事情。尽管现在我们一提"孝"，马上就联想起了"顺"，好像"孝""顺"连用是天经地义的事情，甚至以顺为孝，以顺代孝。

这其实带来很多的麻烦。有时候我们在做青少年的个别咨询时，你会听到他的脑瓜里装着一盘很大的棋，是令人意想不到的。他以症状的方式吸引父母的注意，然后把整个家庭"动员"起来。他内心有一个计划，他觉得自己的父母辈实在是太糟、太弱、太不堪，会觉得他们对不起自己的祖先，甚至自己要补偿他们那一部分。

如果你只在一个青少年这里听到这样的说法，你会觉得要么是个例，要么是异想天开。但是如果你见了很多的时候，你会发现，难道它是一种普遍的动力？也就是下一代试图以联结到祖先的方式来纠正父母的过失？这样一来，就像是某种正能量迂回地跨过了父母这一环，然后作用在孩子身上。而孩子接收到之后，又反向传递到父母那里去，一种竖直的、自下而上的传递。

当这样的事情见得多的时候，我不禁在想：是不是在我们整个家族系统当中，祖先其实有一些看不到的积极力量，它其实是以加密的形式在这个家族当中传递的呢？

也就是说这其实是一笔遗产，但是，可能父母辈没有留意，或者是没有掌握打开的方式，或者说错误地使用了它。直到孩子这一辈才发现秘密，所以他会接收到这样的力量，但意识上不见得知道自己在做什么。这只不过是在观察到很多案例之后，咨询师尝试向这一家人传递的一个假设，这个假设往往会使所有人都感觉到震惊。

我曾经见过这样一个家庭，父母把所有的坏都放在了孩子身上。他们形容孩子的语言，我在这里没有办法分享，因为的确非常不堪。就像我们上一节所谈到过的这样，孩子可以用爱恨加工父母的影像，父母也可以用这种爱恨的二分法加工孩子。

比方说这一对父母，他们其实就把好留给自己，全坏的部分留给了孩子。所以孩子会经常吸收一种坏的传递。当孩子到来之前，父母开始说的时候，你似乎要被父母打动了，觉得他们的孩子有多坏。当孩子到来之后，出乎意料的是，其实他成熟又平静。

我开始思考为什么父亲会变得这么愤怒，执意要给孩子抹黑。可能正是由于孩子偏早熟，使父亲感觉到羞耻。在一个隐形的祖先面前，父亲感觉到自己其实是不配的。对于中国人而言，一个父亲不配做父亲其实是很大的一种耻辱。

当然他并没有意识到这一点，因为在他意识到这一点之前，已经采取了下黑手的举动了。他把所有的墨汁，所有的脏、恶、坏泼向孩子，才能够获得自己的平衡。但是，其实孩子对于自己家族的叙事了解得比父亲还要多。

大家可以猜想这个父亲跟其父亲关系并不好，而孩子联结到祖辈的强度和质量是好的。所以他知道父亲为什么是这样子。虽然爷爷已经不在了，但是似乎他在帮助这个已经不在的爷爷来努力地挽救他的父亲。这个父亲又酗酒又抑郁，其实状况很不好。

看起来，以父亲的立场来说，这个孩子是不孝不顺的。但是从家族的角度而言，这个孩子对祖先其实怀有很深的敬意。这样一种情形不是个例，而且也并不只发生在父系传递中。

我们不要假设所有的孩子都随父姓，这种能量的传递也主要是来自父亲的家族。其实不是。在所有的传递方式当中，我所观察到的是女性到女性的传递往往更为深刻，而且量也非常大。

有很多东西可以从外婆传递到母亲，再传递到外孙女。有时候一个外孙女身上的种种表现，是从她母系家族当中所继承的一种正性的能量。比方说，一个女孩子，她会因为整洁的要求而感到有些冲突。这种整洁，其实是被自己的母亲所塑造的，母亲又是被她的母亲所塑造的。为什么要保持这样一种整洁呢？

其实母系家族一开始的地位很高。即使家道中落，这个家族当中的女性祖先仍然更多的是以身教而非言传的方式传递出：你需要整洁。整洁对于我们的认同很重要，并不仅是出于实际的利益，而是要让你记住，你有这样的一个过去，你不要使自己沉沦于一般人当中。

这其实是一种"指望"，但是以"指责"的方式来表现，我们经常会滥用。出发点是好的，但是手段是错的。我们往往会比较情绪化地认为：一切都是错的！出发点也是错的！就是要诅咒。其实这样的家族系统、这样的能量传递方式越多，我们越发现有些时候可能的确是那样。

我有很多来访者，他们做完足够多的分析之后，自发地选择了认祖归宗的形式。有很多很多种表现形式。来访者把孩子带到他的祖父母的坟前，当孩子向祖父母传递他生活当中发生的变化，以及他对祖辈的一种想念的时候，有时候很奇怪，这个孩子好像就接收到了某种能量一样。他可能的问题真的就变轻了。

我们当然可以从心理学上来还原这里头的机理，比方说基于某种积极的暗示、某种对故事的重新书写，或是经由一种未完成事件的完成。但其实我们没有办法忽视，在这样的情况当中，至少在能量层面，的确发生了认祖归宗的行为。

有些人看起来飘荡在家族系统之外，你完全看不出他对这个家族有任何"顺"的意味，可能都是"逆"的。但是如果对他的生命体验、生活轨迹做一番深入的考察，你会发现他的忠诚程度有可能高于留在系统当中的兄弟姐妹。

我是在深圳执业的，深圳其实就是由移民组成的城市。在这里你能够看到很多上述的情况。他们正是为了使家族绵延，把自己这一支带到了一个相对安全的区域，以这样的方式来延续祖先的能量。

这样的例子比比皆是，所以我把这放在与家庭和解里的重要环节。它不是一种强迫，但是它是一种可能性，而这种可能性也是过来人告诉我的。

第四节
创建一个疗愈性的新型家庭

关键语

1. 我们在重建依恋关系、领悟修通自己对原生家庭的加工后，可以尝试建立一种修复性的家庭关系。

2. 与自己的伴侣，营造一种修复性的家庭关系会比较容易，因为负担相对较小。

3. 我们可以不再用自己父母的形象去看待对方、要求对方，而是建立一种相互成就的新型关系。

4. 夫妻双方建立的新型家庭关系能让孩子受益，看见孩子受益，也会有替代性修复的效果，有利于自己得到疗愈。

5. 与原生家庭修复关系的要点是把自己的心软下来，同时，我们也可以允许自己不跟原生家庭和解。但是，与原生家庭和解的确是可能做到的。

这一节讨论关于新型家庭的问题。

大家会问原生家庭可能再次变成新的吗，其实可能性还是有的。很多人在接受了比较系统的心理咨询与治疗之后，其实跟原生家庭的关系是发生了变化的。请大家记得这些步骤：

一、我们已经重建了依恋，在原生家庭之外重建了一个修复式的家庭结构，这部分主要是动用了原生家庭外的资源。

二、走出不成熟时期对父母及家庭形象的加工，然后我们对此有了领悟和修通。

这个时候其实我们内心已经明白和放下很多东西：由于小时候心智没那么成熟，我们会用自己的一些愿望和情感加工父母的形象。

当然我在这里并不是说父母的形象或者父母当时的教养方式一定是好的，而是说，我们的确有可能再次加工了它。在这种情况下，我们就会有一个哀悼的过程。

哀悼的过程就是我们认识到自己其实也不是那么特殊的一个孩子，我们的父母其实也是有局限的。我们认识到父母的局限性，继而就认识到了自己的局限性，所以一个完美的父母的形象可能就被放下了。正是由于放下了完美的父母的形象，可能对自己的要求也就没有那么高了。

接下来是第三步——象征式的认祖归宗。如果进行得还比较好的话，我们会认为自己是家族当中的一员。这并不意味着我们需要在物理距离上跟这个家族非常近。这只不过是一种心的转向。当心转向之后，我们就可以发现、利用这个家族当中隐藏的正能量了。

如果足够幸运的话，这三个步骤都能做下来，接下来这个新型家庭的步骤就不是很难。因为这是在前三步的基础上，与原生家庭里的人建立起修复性的关系，或者是与你当下的家庭里的人建立起修复性的关系。

通常而言后者比较容易一点。因为你的伴侣一般情况下其实是在你成年之后才遇到的，他即使激活你内在有关父母的一些负面的影像，但是这个激活程度怎么可能比你父母本人的高呢？

其实我们放在伴侣或者配偶身上的这一层纱，是比较容易揭下去的。当我们都不再以自己父母的形象去看待对方、要求对方，两个人的关系就会轻松很多。彼此间不是一种相互负债的老关系，而是相互成就的新型关系。

其实，这一点也不是那么容易做到的。因为在新的家庭里伴随着孩子的出生、成长，每一个阶段都有可能带来一些危机和应激性的因素。

当家庭有危机的时候，我们可能一不小心又会把对父母的某些要求或者情绪放到对方身上了。所以这个"新"不是说整个改头换面，而是一种历程。这个历程有时候甚至还是可逆的。有些情况下可能感觉还是像以前一样糟。但是如果能够克服把对方视为父母，把相互之间的情绪逐渐理清，两个人在一起就没那么有负担。

接下来要说的是与原生家庭的一种修复性的关系，或者说是与原生家庭达成一种和解。其实当我讲到这里的时候，我自己的心情是比较沉重的。因为与原生家庭和解的确是一个很难的课题。有时候，来访者来咨询时，他们的父母可能已经不在人世了。这种情况下，与原生家庭的和解，其实只能够在心里完成。

我在这里想传递一种可能性，而非强制性。因为这涉及的因素实在是太多了。我们的父母那一辈，可能受某种经验经年累月的塑造，不见得想与你和解，不见得想与你有一种修复性的新型关系。和解取决于你，也取决于对方，有时候还取决于很多你们之外的其他因素。

比方说当你也当了父母，这个时候，你在父母的位置上之后，那种反思可能会比以前更容易一点。这样的一个契机或许会使得你对父母的认同增加。父母如果感受到这方面的一些变化之后，态度也会有所变化。

所以这种可能性的确是存在的，而且在每一个阶段都可能会有这样的机会。但这并不是一蹴而就的，也不是一厢情愿的。之所以不能一蹴而就，是因为在父母与孩子之间最容易激活一些很原始的东西。这样一些原始的东西一旦冒上来，双方或者三方就不在当下，而是回到很久远的冲突的过去了。通常而言，跟外人还不大容易这样，而且跟外人的时候很容易反省过来。所以这个过程势必会有很多的反复，很多的困难。

不是一厢情愿，其实已经很明白了。有时候不光你在想：我为什么要放下？其实，父母那边也在想：我为什么要放下？有时单方面改变了心意，对方不见得能有正确的理解和体会。如果误解的话，可能会激活这一方更强烈的、更固执的防御：你是这样，你果然还是这样！我为什么要改？我不负这个责任！如果能够出现两相情愿这样的情形，实在是很幸运的。

不过据我们临床之所见，这些过程尽管是可能完成的，但是的确非常艰辛。有些人最终成功地度过了这个阶段，这时候他不光是跟自己现在家庭当中的配偶有了一种新型的关系，他还真的可以做到与父母有一种新型的关系。

有时候，当心柔软起来之后，它会变得不可思议。尽管可能没有那么习惯，没有那么适应，但是心一旦软下来，不再表现出一种很僵硬的防御姿态的时候，它可能对于家族当中隐藏的正能量的吸收也是不可思议的。

我们的确见过这样的例子，这样的例子使得咨询师感觉到很放松，也很欣慰。我在这里其实想传递一种可能性。如果你完全不期待这样的可能性或者在内心深深地厌恶这样的可能性，也没有关系。请记住我们的人生其实有很多种遗憾，有很多种自己说了不算的事情。自己说了不算也没有关系，因为，我们可以在遗憾当中继续保持相对的自在，继续前行。

可能九十九种都是遗憾，只有一种比较圆满。我在这里之所以仍然要分享这样的可能性，是因为如果真的能够实现这一点，那么对于当事人而言，其实是很受益的。他会深深地感觉到，自己的确是在一个家庭当中的人，或者是在两个跟以前的感觉都不一样的家庭当中的人。

一个人在家中的体验会使得他有一种很强的联结感。这种联结感其实很难得。我的一个来访者曾经获得过一点这样的联结感，她会说这个东西不知要多少钱一克拉，实在太珍贵了。

当然，如果你已经决定我不想与原来家庭的人建立任何修复性的关系，那也没关系，你可以修复你现在的家庭，因为你现在这个家庭，没有太沉重的负担。这个家庭不是一开始就有的，它是在你心智相对成熟的时候才有的，所以修复它的难度相对而言就比较小一点，而且它的价值会更大一点。如果你们决定要下一代，那么下一代将会有一个跟你或者你的伴侣都很不一样的成长环境。

有时候他们就像是我们自己身份的一种延伸，当你看到自己的下一代，在一个很不一样的环境下，拥有很不一样的起点，接下来有很不一样的人生的时候，其实对于自己而言，有一种替代性修复的效果。这倒不是说我们自己不负责任，把这个任务留给了下一代，而是因为到时候这就是顺理成章的事情。

当然有些情况下，父母可能其中一方已经不在了。对于七〇后的人而言，已经开始遭遇这种情形了。这样一来，与还在世的父母的一种联结就变得比较紧迫。因为如果父母都不在的话，当某一天你想去修复的时候，也只能够在心里进行了。当然在心里进行也不是一件坏事或者是没有价值的事情。很多人其实都是在心里完成了这件事情。收获利益的人其实就是在世的人，当然自己是最大的受益者。

如果自己有伴侣，有孩子，都可能会因为这样一种新型的家庭气氛、家庭结构而受益。我把这样的可能性分享到这里，倒不是说各位听了之后就要强制性地走到这一步。

第五节
激活内在能量，让自己生活在"完满家庭"中

 关 键 语

1. 人的内心有一个神圣家庭的原型，如果在自己原生家庭中建立了安全依恋，得到比较多的正向情感，内在的完美家庭被激活的程度就比较高。这有利于我们人格的发展。

2. 有人能在内心发展出一个"完满家庭"。这种发展是跟妄想有区别的。

3. 妄想自己并非父母的亲生孩子，很可能是因为家庭里创伤性太强，需要一种心理缓冲来平衡，于是产生妄想。

4. 我们可以通过学习、与他人互动、建立良好关系，慢慢激活内在的"完满家庭"原型，真正获得能够以四海为家的坚定信心。

这一节要分享的是"神圣家族"的这个理念。

我们有关家庭的种种认识，其实都是外在家庭的一种内在反映。不过，我们在有些情况下能够看到，一个人的内心的"家"看起来受到外在家庭的影响是比较少的。这可以说是一种超正常的发

展轨迹。

你们会看到有些人的家庭非常糟糕，如果换另外一个人进去，可以说是非疯即死的结局。但是，当然也存在我们俗话所说的"烂竹窝里出好笋"这种特殊例子。

有些人似乎不是靠着外在家庭活下来并成长的，他内在似乎有一个非常完好无缺的家族。我们的确不知道这种现象在科学方面的依据。还有另外一种情形，是一种具有病理性的情形。有一种精神病的症状叫非血统妄想。这是怎么一回事？就是他坚信自己的父母不是自己的亲生父母，自己的父母另有其人。

通常这另有的人肯定是不同寻常的。比方说有人会坚信自己是高丽贵族的后代，有人会坚信自己的父母可能是非常有名的人。这些作为精神科症状是被算在妄想里头的。

但是妄想为什么会有这么多种分类？为什么有些人执着相信这一个，而不是另外一个？这些疑问让我开始思考一种神圣家族的理念，或者说是假说。它很大程度上来自荣格的原型理论。这个原型，其实是在我们所有人所共享的集体无意识当中的。它在我们的个人经验开始之前，也就是我们出生之前、有记忆之前，就已经在我们这个主体里面了。

后来的我们同外界的，尤其是与外界家庭的互动，能够刺激这一部分原型活过来，在这个基础上才形成了家庭的情结。也就是说一个神圣家族的理念有可能是天生的。我们会设想自己是一个神圣家族的后裔，而非一个邪恶家族的后裔。如果大家都这样想，说不定在原型层面上是有一定道理的。

　　在原型的层面上，我们的确可能有不同寻常的父母和兄弟姐妹。在这个层面上可以说是"本自具足"——它本身就是完满的。后天的经验只是来激活这样一个有关家庭的完满的原型组合。

　　如果这个人比较幸运，在家庭里能够得到比较多的依恋和正向的情感，那么他内在的完美家庭或者神圣家族被激活的程度就比较高。这样一来，这个人就更像一个比较完满的人。有些情况下，出于某种原因，可能一个人后天得到的刺激都是负面的，或者说是严重不足的。这样一来，他内心的完满家庭或者神圣家族就没有被激活。他可能就会感觉自己是一个没有家的人。

　　很多人其实内在都有一种感觉：我是一个没有家的人，或者说我是一个孤儿，或者说我是一个被丢弃的人。他们的确会在家庭之外去寻找各种各样的修复式的家庭结构。大家想一想，为什么有些人会出于本能地去寻找修复式的家庭结构呢？就好像对他而言有一个曾经存在的、比较好的、比较完整乃至完满的家族，但是他后来走失了。所以他相信这个世界上仍然有比较好的家人，他才会去寻找，对不对？如果他内在没有这样的相信，那他就不会去寻找了。

　　当然了，我们在这里是假定。这是一个非常积极的、乐观的假定——我们每个人都曾经是一个神圣家族的后代。请大家不要从神话的角度去思考。这里是一个心理学的比喻。

　　当他逐渐地在生活当中去寻找一些看起来像是好的父亲的人、看起来像是好的母亲的人、看起来像是好的兄弟姐妹的人时，其实就是不断地从外界输入正能量来激活内在这个可能本来就有的家庭结构，这个原型，直到某一天内心饱和。

其实不管这样的信息是来自原生家庭，还是来自家庭之外的他人，比方说老师、一些社会上有影响的偶像型的人，只要这些外人最后使神圣家族的原型被较好地激活了，其实作用是一样的。最终，这个人都会获得一种完满感。

我们有一些咨询师，其实自己的原生家庭并不那么好。但是他们在长期的自我治疗的过程中，陆续遇到了很多对他们而言具有正性的他人，比方说老师、分析师、治疗师、咨询师、督导师，这些可能都使得内在比较干瘪的组织慢慢充盈起来。

所以，从这个层面来说，我们每个人的内在层面都是生活于比较完好的家庭的。我们应该对这个世界有信心，也对这个世界里其他的人有信心。就像我在前文所讲述的，如果一个人不能与他原生家庭里的人建立起修复关系，也并不意味着我们内在的家庭原型就完全没有希望。

我们仍然可以借助与他人的不断互动，把这个原型从弱到强地激活开来。有时候，一个人哪怕看起来很孤独，但是他内心会深深地感觉到，他被很多像家庭一样的情感所包围着。他可能不是具体属于某一个家庭的，而是在很多场合下，他都感觉到自己有一种有家的感觉。

这倒不是说他投射出某种不完美的父母，并且希望乃至强迫别人去履行这一点。他是真的可以四海为家。为什么他可以四海为家呢？因为他已经在内心的层面上非常确定自己是一个有家的人。当这一点确定的时候，无论走到哪里，他都会把这个地方视为一个既提供安全又提供温暖的家庭。

　　这样的人尽管少，但是如果有幸的话，你会看到。通常而言这样的人同自己原生家庭的关系也是不错的。我们不管这样的"不错"，是本来就不错，还是后来经过修复的不错。因为如果他的内在结构已经修复完整，那么他对于原生家庭的成员就不会再有一种很渴求的或者带着怨恨的要求了。这样一来，与原生家庭中的亲人互动起来也不会很麻烦。一旦到了这个程度，我们可以说他是一个没有被局限在原生家庭结构里的人。

　　当然你可以想象前文所讲过的步骤，他已经都走过了：他有很好的依恋关系，不管是家庭内还是家庭外的；他在很大程度上修通了对家庭的情结，他已经对家庭没有很多的投射，所以他能够享受了；他可能已经完成了一种认祖归宗的过程，他的能量系统已经像充电线一样，插到了来自家族的充电器上，所以这个家族的祝福他是可以接收到的；他感觉自己的背后是有支持的，而且他也与原生家庭里的人已经有比较好的关系。在这个时候，他内在神圣家族的原型就被很好地激活了。

　　我们如果看到一种病理性的激活，这应该是在非血统妄想当中。可能由于一个人的原生家庭实在太糟、创伤性太强，所以需要一种缓冲，于是他发展出了一种坚信不疑的妄想，这样的话才能够平衡。如果他不再需要这样的平衡，我们就可以说这个人内在的结构已经是平衡的了。所以，他不再需要时时处处把他人视为应该像父母一样对他的人。与他交往起来，对方也会有一种轻松的感受。这样一来，他就变成了一个自由的人。

　　为什么呢？理论上来说，家庭其实是我们安全感的总来源。当我们有一种安全感之后，这个世界对于我们而言就不是一个家之外的某种危险的、陌生的存在。可能我们会觉得自己生于天地间，其实也就像在家里一样。

这样的人倒不一定说经常旅游、随处流浪，他可能只是在看起来比较平凡的普通的生活里。当然了，他也有可能去很多地方，然后接受很多不一样的刺激，遇到不一样的人。这些只是外相上的区别，在内心他有一种在家的感觉。其实拥有这样的感觉是很难得的，可以说是福报了。

我看到有些人究其一生，哪怕多次组建家庭，内心对于家庭的感受仍然是负面的。这么多的人际接触都没有使内在原型被充分地激活，没有使当事人感受到自己是有家的人，这可真是一个遗憾。当然了，如果当事人自己接受这样的遗憾，那也算是过得去了。

第六节
从家庭情结中解脱，为了回家而"出家"

关键语

1. "出家"针对的是我们内在的家庭情结，是从中解脱的一个过程。

2. 当我们把自己的家庭情结看得越来越清楚，就能淡化跟原生家庭的种种纠缠。

3. 拥有一种更大、更广阔的生命经验，踏上自己的英雄之旅，是一种很深的孝道。

4. 父母的欲望会形成你的核心，而自在的状态中，我们不再固着于某个中心，能做到随遇而安，能把每个提防视为自己的家且感到安全。

这是有关家庭系列的最后一节了。

谈到"出家"，听起来是一个佛教的概念。没错。的确，在我的临床咨询当中有很多来访者是佛教徒，这一部分的思考是同这个群体的来访者互动之后得到的。

我们知道出家的确是佛教的一种修行形式，尽管不是所有的佛教徒都需要出家，但是出家在这里是一个比较正向的、比较理想的方式。在家庭之外能够有一个信仰系统，这一点其实鼓励了很多人。因为这些人在自己的家里实在是太苦了，所以这样的一个信仰形式为他们提供了一种方式，看起来可以不用面对原生家庭乃至家族的很多负面的影响。其实"出家"可以说是一种原型式的存在。

诸位读者，你们小时候有没有过离家出走的想法，甚至是离家出走的行为呢？其实，离家出走的想法和行为非常普遍，几乎每一种文化里的每一个人都有。好像这就是一个仪式，人们第一次意识到这个家是可以离开的。

先甭管是什么原因，当然通常而言是由于负面的原因，比如，作业没做完要挨打、偷偷花了零用钱凑不上数，或者被爸妈批评乃至威胁。有时候也有正向的，比方说知道某个公园很好玩，要去见自己的偶像。这些"出家"的想象乃至经历，我们很多人都有。长大以后，其实我们已经自然地离家了，但是这样一个"出家"的想象其实并没有消失。

我们其实在某段时间内会有意隔断，或者即使没有到隔断的程度，也要想方设法地减少与家庭联结。这样的趋势在青春期的时候就已经出现了。在青春期的时候，我们意识到自己并不仅仅是一个家里的人，我们还是有帮派、有身份、有圈子、有偶像的人。这些因素使我们觉得自己并不只是一个家庭当中的人，所以"出家"的想象在那个时候就已经开始了。

种种形式的心理咨询与治疗，尤其是精神分析，或者说精神动力学派，它提供了一种象征式的"出家"。其实你就是与家庭之外的另外一个陌生人建立起一种亲密关系，事实上并不会因这种关系而缔结家庭，所以它跟恋爱成家是非常不一样的。但正是由于咨询一开始就不允许这样做，有关家庭的一些负面的感受和想象才很容易呈现出来。

简单来说，你花钱找一个陌生人，说你家里人，尤其是你父母的坏话，说得越多，你可能内在的冲突就越少，反而有可能看父母会越顺眼。也说不定是在哪个具体时间点，由于对父母的这种负面的感受怨恨很多，当这些情绪不再被强有力地压抑的时候，可能会释放前所未有的一种剧烈的负面情绪。

其实，正是借助这样的释放力量，我们才能够从家庭情结当中脱身。注意我刚刚所说的是家庭情结，而不是原生家庭。原生家庭跟我们的家庭情结其实是不一样的。我们之前谈到过，家庭情结其实被我们的愿望和情绪系统地加工过。所以在这里，我们针对的是内在的家庭。当内在的家庭被多次讨论，我们就越来越能看到自己与家庭的距离，首先是从不断外化的家庭情结开始的。

当我们看它看得越清楚，我们与它的距离就越来越远。伴随着家庭情结被逐渐地看清，其实我们同原生家庭的种种缠结也就随之逐渐淡化。我们会感觉到自己可能也没有那么恨父母。因为这个"恨"其实是一种很强的情绪联结。

只要有恨这样一条纽带存在，其实你跟这个家的关系仍然是很紧密的，对不对？你越恨，这条纽带就会把你跟原生家庭联结得更紧密，即使你把物理距离拉得很远都没有用。

我们的来访者，有时候可以说是逃离到天涯海角。但是由于有这样一种恨的强大力量，其实内心还是放不下的。所以其实并没有完成"出家"，即从家庭情结当中解脱的过程。

我觉得"出家"是必要的，倒不是说一种外在形式上的宗教性的"出家"。这个世界是非常丰富的，我们的家庭不管是怎样的，哪怕它非常好，也只是世界的一部分。如果我们仅限于当家里的人，对世界剩余的部分就没有兴趣、没有办法去探索了。

有时候往往是来自父母的一种恐惧，他们非常需要你百分之百甚至百分之两百地是他们的孩子。他们在你的身心上打上了太多的烙印和符号，这就使得这个人的思想变得非常禁锢。

其实我们的祖先当然希望我们走得更远，有更大更广阔的生活，但是祖先的愿望可能没有被父母很好地贯彻或执行。所以这样的一种出家，在我看来其实是一种很深的孝道。

在西方的各种神话当中，一个英雄总是有离开家的过程。其实在中国也是这样的，只不过中国总是会包含后半段回家的历程，西方也会有。所以一个人踏上英雄之旅，也就意味着他的确是要离开家远行。

这样的"出家"绝非一种逃离、背弃或者惩罚，而是在这个"出家"的历程当中，这个人能够找到真实的自我的其他面向。注意我在此处的修辞，你在家里形成的自我其实也是真实的，只是你的自我仍然有很多其他的面向，这些面向是要在家庭之外的其他人，乃至家庭之外的其他地域的作用下，才会逐渐地被激活觉醒过来。这个时候你就从自我当中走出来进入自在了。

自我总是有一个中心点。比方说你父母要求你是一个怎样的人，在你出生之前，他们两口子就在计划着把你打造成怎样的人。你一生出来就掉进了他们的欲望，他们的欲望的核心就形成了你主体的核心。这样一来，你就会形成一种很强的自我感。哪怕你以后激烈地反对这样的自我感，可是你反对的是被这样的家庭所塑造的自我感，也不是任意的或随机的，所以你反对的前提仍是认同。我们可不可以说，哪怕你在反对，你仍然被父母的欲望所塑造着？他让你往东，你一定要往西，但你很难想到往北，对不对？如果他让你往西，你非要往东，其实你的自由度仍然是在一条直线上，这个世界还有很多的维度你是无法踏足的。自在其实就是一种没有中心的状态，可以让人随遇而安。在每一个地方都能够视之为自己的家，都能感觉到安全，正像是我在上一节中所写的。

这一节其实就是把上一节当中那些没有充分写出来的东西，写得再彻底一点。在这种视角下，我们再来理解为了回家的"出家"。

回家，其实不仅是回到我们的原生家庭。当然原生家庭仍然是这个世界的一部分，没有必要把它划出来。这样一种回家也就意味着你几乎在任何地方任何场合下都有一种家的感觉。想获得这样的感觉，其实一定要经历一个精神上的"出家"过程。

你们是不是有这样的打算？想离家远一点？想一个人去旅行？甭管你现在处于人生的哪个阶段，我是建议大家这样做一下的。不仅是为了完成一个仪式，而是在这个过程当中，当你的身心离家里越来越远的时候，可以获得很多视角去反思自己的家庭生活。所以不要只是为拍照片、发朋友圈去旅行。你可以为自己设计一种精神上的"出家"之旅。

当然，比较好的形式的确是一种外在的远行，有很多地方可以推荐，因为那里在精神气质上离你的家足够远。比方说高原上，或者在非常异域的文明当中，像以色列、希腊。这些与我们自己的传统非常不一样的地方，就是一个很好的远观点。

在这个过程当中，时刻保持觉知，咱们也别说时刻了，尽量每天觉知一会儿，运用我们已经学过的四转向心的理论，选择在这样的一个地方，重新看我们的过去。重新看我们自己的时候，会有怎样的感觉呢？我想这个时候，人会很自然地生起好奇。

在这种好奇心的驱使下，会自然地思考缘起。可以为自己安排一个离家或者"出家"之旅。如果你从来都没有慎重地思考过这一点，我建议你慎重思考一下。如果你已经考虑了很久，那么接下来你可以思考一下，什么样的因素限制了你去把它变成行动呢？这一点其实是值得好奇的。

有时候，我们对自己的家庭实在是太忠诚了，在一个无意识的深层保持着极度的忠诚。所以我们有可能会避开任何使我们从家庭自我当中解放出来的机会。这一点请大家考虑一下。

日常训练法

1. 找家族中相关的人士询问你对家庭、父母的疑惑。

我对事件的认知和解读	相关人士的述说和解读

2. 去一个跟自己生活传统不太一样的地方旅行，感受当地的传统和气氛，好与坏你都可以去品味。

第五章

七情与自在

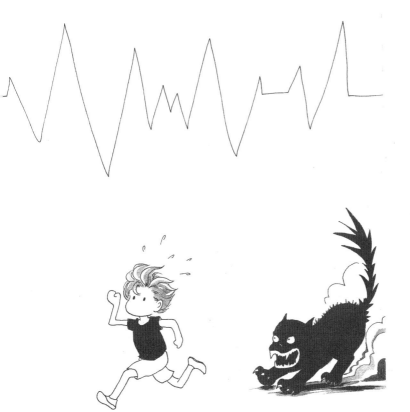

第一节
为什么我们总是为"情"所困：如何调整自己的情绪

关键语

1. 情绪问题是心理咨询中一个最常见的问题。

2. 我们要与自己的情绪有和谐的关系，贪恋所谓的"好"情绪，会让我们难以面对所谓的"负面情绪"，甚至"没有情绪"。

3. 实际上情绪都是我们的一种感受，不管是快乐的还是悲伤的，我们始终是自己。面对情绪，我们可以发展自己的心，以此培养承载情绪的能力。

4. 通过保护自己的心，不去特意寻求强烈的情绪刺激。了解自己的情绪安全区，我们可以培养真正的情商——能够辨识自己和他人的情绪状态，也能知道自己和他人的情绪状态的规律。

5. 我们可以通过观察云朵来体会自在。

这一节是有关情绪这一部分的总论。其实，就是来看看我们如何在各种各样的情绪当中尽量获得自在。我记得有一首歌，歌名叫作《为情所困》。我对此印象很深刻，很多时候哪怕外界没有任何困扰，但是我们仍然被自己的情绪所困。

在一些研究当中，把来访者的诉求进行归类，你会发现情绪障碍占的比例好大。其次就是人际关系问题，当然很多的人际关系问题你要往深处探究，还是情绪的问题。为什么会跟某个人有这样或者那样的别扭？其实就是跟这个人在一起的时候，自己产生了各种各样的情绪。

为了让自己尽量不被情绪所困扰，有些人会采用非常极端的方法。比方说冷酷无情。冷酷无情的人认为情绪是有毒的，是一种坏的东西，它不是我们的朋友，甚至是应该努力祛除的东西。

通常这些人在情绪上是受过伤害的，当他把这些所谓的负面情绪，比方说悲伤、愤怒、脆弱、绝望、羞耻、内疚等关在门外的时候，其实也就把自己关到门里面了。于是，一些所谓的正面情绪，如欣喜、放松、期盼、快乐等，也都没有了。这样的一种保护方式，就好像把人变成了"活死人"。

我们经常会听到"情商"这种说法。有关情商的书出了好多本，在我看来，这些书里头其实有误导性的一面。这些书可能非常看重识别情绪的工具性意义："如果我能够控制自己的情绪，那么我将会赢得某些人的赞许；如果我能够调节别人的情绪，我有可能会控制他人。"我不觉得这是一种真正有利于获得自在的情商。这些"妄作"比较缺少思考，往往会把我们困在自己的一些不安的情绪里。因为当你这样做的时候，你其实也在担心别人会这样对待你。

我理解的情商，应该是追求自在的前提。我们尽可能与他人有一种真正和谐的关系，尤其是要与自己的情绪，有一种比较和谐的关系。一般来说，谈到情绪的时候，大家都会有一种很自然的二分法：有些是"好"情绪，有些是"坏"情绪。

什么是"好"情绪呢？比方说愉悦、开心，这些通常会被人们认为就是好的。对于"好"的情绪应该怎么做呢？我们会努力去追求，不顾一切地去获得这样的情绪。其实不用我多说，大家可能已经从身边的例子里看到，有些人追求"好"的情绪，虽然也不是一定追求不到，但是往往会把自己弄到一个更深的坏情绪里头。如果你对这些所谓的"好"情绪多一份贪恋，你特别喜欢这种"好"，觉得那时候的自己才是真正的自己，在那种生活中才是真正的享受，那么，当你进入一种相对平和的心态时，你可能会感觉到很无聊、很抑郁。因为你觉得平和状态当中自己就不是自己了。那就更不用说一些所谓的"坏"情绪了，如我刚刚所说的失望、悲伤、内疚、羞耻、愤怒乃至绝望，你会觉得这些情绪简直是坏透了，连一秒钟都不想去体会。

你可能会觉得，如果身边有人处于这样的坏情绪里，那他真是一个可怕的物种，要想方设法地离开他，以免这样的坏情绪会传到自己这里。这其实也是一种比较高级的作茧自缚，这个"茧"是什么呢？就是我们所以为的"好"情绪编织出来的一种好的生活。

作茧自缚时，我们很难容忍生活当中这些情绪好好坏坏、起起伏伏、来来往往，就会竭力地想把自己控制在所谓的"积极情绪"的状态。一些市面上的自助性的心理书籍，又会有意无意地强化这种对待情绪的态度，想方设法让人感觉到要有一种高峰体验，要有很愉悦的感觉。

说得严重一点，这有点像一种精神上的鸦片，它会使人在回到一个相对正常的生活状态时，感觉到空虚、没有色彩；当面对所谓的"负面情绪"的时候，会感觉到厌恶，甚至惊恐。

我们的情绪其实就像光谱一样。我们知道白光通过棱镜的分解可变成七色光。你问孩子："你喜欢什么样的光？"孩子会告诉你："我喜欢黄色，我喜欢绿色，我喜欢紫色。""你讨厌什么颜色呢？""讨厌橙色。"

其实，这些情绪只不过是波长不一样的振动而已，它本质上是一样的。只不过我们受了一些社会文化的影响，或者是由于我们对情绪的本质了解不够，才会在情绪上产生好恶、爱憎。这就使得我们的自我被局限在比较小的地方，没有办法认出来：悲伤的自己是自己，痛苦的自己是自己，绝望的自己也是自己。我们拥有很多种状态，这些其实都是真的，而且在根本的层面上它是连成一片的。这就是我对于情绪自在这一部分的观点。

当然我并没有鼓吹"这些所谓的负面情绪很珍贵，大家努力给自己创造吧，我们尽可能地受伤，尽可能地绝望吧"。当我们的心灵不够成熟的时候，其实也容纳不了很多情绪。不光是负面情绪，就连正面的情绪也难以容纳，比如开心得过了头，从中医的角度来讲，也会使心气涣散。

大家记不记得"范进中举"[1]这件事情？其实在中医的医案当

---

[1] "范进中举"是《儒林外史》中的故事。范进是古时候的一个读书人，在考试多次后终于在乡试中考取了"举人"，因此喜悦至极，精神错乱疯掉了。

中，有很多这样的例子。所以，我们需要慢慢扩展自己的心。在我们的心足够扩展之前，可以做些什么呢？

首先，保护我们的心，以避免遭受过多的情绪刺激。比如，如果有孩子的话，就不要带他去看恐怖片。孩子的心理还不成熟，当他看恐怖片的时候，好多刺激画面进入他的头脑当中，会没有办法消化。对他而言，这完全不是一件过瘾的兴奋的事情，而可能是一场灾难，甚至会引起一些创伤后的应激反应。我们的心如果有一部分停留在孩子这样的状态，就应该保护它，使它不要被过强的情绪影响，不管是喜怒哀乐哪种情绪。

然后，要有一个足够的安全区。其实这个安全区就是我们自在的一个基地。我们要学会保护自己，不要暴露在太剧烈的情绪当中。当我们的心逐渐地成长，逐渐地变得有能量、有容量之后，它对于情绪的感受就不一样了。它可以消化一些情绪，并且把这些情绪转化成一种生活的智慧、来自经验的智慧。

这时候我们就会拥有真正的情商：我们能够辨识自己的情绪状态，也能够辨识别人的情绪或者情感状态。而且我们知道自己的情绪、情感状态的规律，也知道别人的规律。

这样的话，在交流的时候，我们就不会误以为自己的某种状态是别人带来的。这种误会往往会引起一些交流上的障碍，会使得对方觉得莫名其妙，在这样的压力下，对方可能真的会表现出你期待的行为。这种自证式的预言，在家庭之中、家庭之外、职场之中、职场之外创造了不计其数的麻烦，把很多人赶到了我的咨询室里。我们逐渐学会辨识之后，这些点点滴滴的情绪就会转化成一种智慧。不光是正面的情绪可以转化，负面的情绪也可以转化成智慧。

如果你被某种情绪所主导，其实你可以在主导你的情绪当中学到很多东西。比方说如果你总是很愤怒，其实你可以从愤怒当中学习。愤怒里头有太多东西了，我们接下来会有专门的一节来讲它。

对情绪的本质有了更多、更深的了解后，我们的心可能就会处于一种对情绪自然接纳、悦纳的状态当中。这时候，我们的情绪就像是天上的云。我们知道无论是白云还是乌云，本质上其实并没有差别。白云固然有很多美的变化，乌云其实也值得欣赏。在唐诗宋词当中有很多描绘乌云的景象，乌云也有它的美法。

我有时候会让我的学生们有意识地花一段时间观察云。我们在平时生活当中，心会陷于日常状态，就很容易形成管状视野。但是一旦抬头看天的时候，会发现天是很大的，很多事情不随我们的意志转化，天本身是很自在的。当我们的眼看着天空的时候，情绪就会被天气所转化。其实这也是一个很好的转化情绪的途径。

我自己经常会去看一看云。我生活在深圳，拥有蓝天白云的日子很多。当我结束一天的工作选择步行回家时，我经常会停下来看一看天上的云。在这个时候，从临床当中所带出来的一些比较沉重的情绪，也会被这样的环境所自然转化。推荐大家试一试。

第二节
喜

关键语

1. 我们趋乐避害，所以很自然会把喜当成一件值得追求的事情。一种喜是满足欲望，一种喜是很刺激、不无聊。

2. 积极心理学关于喜悦的研究中，有"福流"这一概念，也就是"高峰体验"。在这个体验中，我们会感受到一种很强的完整性和联结感。

3. 生活有三种喜，原发性的喜、继发性的喜和工具性的喜。原发性的喜会比较好一点，但是这三种喜都蕴含着不开心。

4. 不设限的随喜，是更接近自在的一种喜悦。

要跟别人讲一点没那么好的事情的时候，有什么样的技巧呢？我们会先说好听的。所以，我也要挑一个好听一点的情绪来开始，先讲一讲七情当中的"喜"。

喜就是开心，大家开心的时候，干吗要多想呢？多想就不容易开心了。这是我们对于喜的一种日常的态度。这个态度没毛病。我们平时主要是被这个态度所指导的。我们趋乐避害，所以很自然会把喜当成一件值得追求的事情。

在日常生活当中，可以说是靠推力和拉力来使我们运动。拉力指的其实就是喜。我们要做什么样的事情？要做让我们开心快乐的事情。

人生最重要的事情就是开心。那开心是什么呢？开心就是满足。满足是什么呢？满足就是你想要的事物实现了。

你想吃烤串，就有烤串送上门来；你想实现一个小目标，银行里就多了个零或者不止一个零；你想升迁，你就升迁；你想找到好的男女朋友，就能够找得到。这些事情都会使我们感到满足，当我们满足的时候，期待的过程当中所蓄积的不安感和焦虑感就很自然地被释放了。

这些情绪释放的时候，我们的身心就会感觉到放松，这是一种喜。有些喜，不是每个人都想追求，但是它同样也是喜的一种。前文所说的喜是刺激被卸载。而这种是觉得好无聊，想找点刺激。

这个时候要做一点带来焦虑的事情。尽管带来焦虑，但是并没有很大的危险。我们的身心在经历这样的坐过山车式的体验之后，放松程度也很高。所以有些时候我们会找刺激，因为这个刺激只要不把人刺激死，带来的会是一种比较愉悦的、比较过瘾的感觉。

这样的身心感受都属于喜的范畴。除这些在日常状态当中的喜之外，还有一些喜在日常状态当中没被体会到。

在很多修行的体系当中，人会达到一种不一样的安乐状态。这种安乐的状态，既不是某种刺激被突然卸载了，也不是在很无聊的状态下有很多很新鲜事物的刺激，而是它呈现出我们的心的某一方面的属性。

我在上一节的导论当中提到过，我们的情绪就像七色光谱一样，本身就有喜这个光谱。如果我们的心变得比较安定，自然就会进入一种喜悦的状态。不同修行方式带来的喜悦状态是不一样的。比较浅一点的叫作轻安[①]，有些可以达到大乐的程度。

这启发了积极心理学的研究者们，他们提出一个概念叫作"福流"，即英文当中"flow"这个词。这个词有点像人本主义心理学所提出的"高峰体验"。这种高峰体验跟刺激的感觉是不一样的，在这种高峰体验里，人会体验一种很强的完整性，一种联结感。积极心理学家便把类似于这样的感受叫作福流。

有些人为什么专心致志地做一件看起来没有很大回报的事情？比方说，有人专心致志地做手工，手工产品其实也卖不了多少钱。烧制一个陶器，如果他不是名家的话，这能得到多少回报呢？但是他乐在其中。

如果你问："你乐什么呢？"你会发现当他的注意力高度集中的时候，他就进入一种我刚刚所说的福流状态。在这种状态中的快乐，没有体验过的人是很难想象体会到的。比如，有人会打麻将。打麻将一般来说应该是一件负面的事情，但是有些人打麻将打到了一种福流的状态。其实只要在这样的状态当中，不要过分消耗，那可能也有滋养我们心灵的作用。

---

①轻安：佛学词汇，是禅修的一种初阶状态，表示身心都很轻松舒适。

总体而言，喜尽管有层次以及是否属于日常意识状态等方面的区分，但它总体还是一种积极的情绪表达。当我们看到别人开心的时候，自然地也会开心起来。

当然这里所指的是一种正常的情况。比方说很多人只要看到婴儿的笑容，就会不由自主地被他们的笑容所启动。这个"启动"是一个认知心理学的术语，但是放在这里也不难理解。你会发现，在你充分意识到你在关注着一张婴儿的笑脸之前，你脸部的肌肉好像已经呈现出微笑的样子了。

其实有一类人不大容易被婴儿的笑容所启动，除一些可能是自闭的人之外，当人陷入抑郁当中的时候，这种被婴儿的笑容所启动的能力就也暂时地失去了。

我还发现，很多人听相声会听到哈哈大笑。但是抑郁症的病人，当他的病情恶化的时候，有一种相对而言常见的状态：当一群人坐在电视机前面听郭德纲的相声的时候，抑郁的人并非忍着不笑，而是他真的是没有任何肌肉的笑意，装也装不出来。所以朋友们，如果你们发现，听相声的时候没有办法很自然地笑，或者没有办法被婴儿喜悦的表情所启动，要稍稍留一点心。

一般来说，这种原发性的喜悦当然是一件很开心的事情，我们都能够有这样的时光。但是，这种喜也有继发性的情况。

什么叫继发性的喜？就是你最核心的感受不是喜悦，但是你用喜悦覆盖在那些相对而言比较沉重的感受上面。并不一定说你是来骗别人或者有意识地骗自己，而是有时候我们的心会自动地校正，它会用一些比较肤浅的喜来覆盖那些比较沉重难受的情绪。

这个时候我们要稍稍留意一下，看看这种喜悦的持久性怎样。因为这种喜悦是防御性的，所以它的持久性不会太好。再者，除了原发性的喜悦和继发性的喜悦之外，也有工具性的喜悦，比方说，喜剧演员就有可能是工具性的喜悦。

以前有个笑话，一个人走进心理医生的诊室，说他自己感到非常不开心，甚至想自杀。这个心理医生给他支了个招儿："镇子上有一个滑稽演员的表演，据说能够使所有人都哈哈大笑，甚至连母鸡都会被他逗得咯咯大笑。我觉得你应该去听一听这个人的演出。"大家猜到结尾没？这个人回答说："我就是那个演员。"

我们现代社会过于要求人要喜悦了，一个空姐式的笑容、空少式的笑容是很多服务行业的标杆。所以，哪怕你不开心，都要有一种工具式的开心，这其实会让人很不自在。因为这个工具性的开心维持起来很冲突，特别消耗能量。

你们有没有听说过微笑型抑郁呢？你要留意这种哈哈大笑的人，他不一定是真正感到喜悦和自在，他有可能是为了适应周遭的环境不得已的。有些时候，可能就是他要适应原生家庭的环境，不得已要这样。如果他有一个抑郁的妈妈，他可能在很小的时候就知道要逗妈妈开心。久而久之，就变成工具性喜悦的天才了，自己都不知道是什么时候习得的。

说到这儿，大家知道喜悦也不一定是一件完全好的事情。如果它不是自发的，有可能会变成一个沉重的负担。

从中医的角度而言，也有提到大喜伤心。你们有没有留意过，有一段时间，好几位喜剧演员因为心脏病去世了。尽管不能说在统计学上完全论证了这一点，但是大笑的确容易使心气涣散。可能如果你本来心脏不太好，心气一涣散，就会带来一些麻烦。

除上述所言的喜之外，还有一种属于四无量心的喜，什么叫无量心呢？就是不能测量的，它是一种非日常意识的喜悦状态。有哪四种无量心呢？有慈、悲、喜、舍。

无量的含义很丰富。有一点很重要：如果我们只为自己的事情开心，这个心肯定是有量的。哪怕它是原发性的喜悦，其实还是很局限的。如果你碰到不开心的事情，这个喜马上就没有了。

有一个术语，其实它也变成了日常语汇的一部分，叫作随喜——如果别人开心，我也感觉到很开心。这样的一种喜其实就有一点无量的味道了。

在上一节当中我提到，如果你心情不好的时候，可以看一看云。无量其实也包含这方面的意思。你如果能够看出天地的美，为天地的造化而动容，哪怕它不属于你，你也不可能买下它，但是它的美仍然能够抵达你的心底。

当我们的心努力地变大的时候，你会发现，身边虽然有很多使我们烦恼的事情，但是使我们喜悦自在的事情其实是一样多的。在我这本书当中，其实传递的就是这样一种信念，我们要努力地把"小喜"变成"大喜"，前提就是把"小心"变成"大心"。

第三节
怒

关键语

1. 怒就是生气、愤怒，是大家比较不喜欢的一种情绪，但其实也是人类的基本情绪之一。

2. 怒分原发性、继发性和工具性三种。

3. 原发性的愤怒一般用来动员能量，让我们准备迎接挑战。

4. 继发性的愤怒一般是用来掩盖悲伤和脆弱。

5. 工具性的怒一般会用来控制别人，但是很可能会伤害自己的身体。

6. 愤怒可以转化成一种坚定性，自信、坚定、不含敌意，这样更可能达到不怒自威的状态，也就更贴近自在了。

说完了喜，我们来说说怒，这两个情绪实在是太醒目了。

一只狗或者一只猫的喜，我们看得清清楚楚，它们的怒，我们也一样看得清清楚楚。一个婴儿的喜怒，我们都能够很轻松地分辨出来。对于婴儿而言，他们的喜怒转化的速度实在是太快了，我们看到这样快的转化，往往会觉得搞笑，都忘了自己当时也是这样的。

怒其实就是生气，这个气就是一种一定要排出的东西，所以才会有"怒不可遏"。无法遏制的愤怒，是非常难以忍受的、燥热的、必须迅速释放的。我们如果怀揣愤怒，会感觉到自己的身心处于炙烤当中。有时候，我们把怒怀揣得太久，看起来它好像降温了，实际上并没有。它其实在炙烤着我们的身心和血肉。

愤怒尽管是大家都不喜欢的，但从辩证的角度来看，愤怒其实也是七色光谱之一，而且它还很有用。愤怒是一种非常基础性的情绪，甚至像是一种条件反射。

你在逗狗和猫的时候，能够看到它们在发怒的状态下像炸毛一般。有时候，我们人尽管没有毛可炸，但是作为同是哺乳动物的一员，我们跟动物的内在状态其实差不多。

我们的大脑如果在这个时候被扫描的话，你会发现人的愤怒的脑区跟其他哺乳动物是一样的。如果去测我们血液当中的激素变化，你会发现一些与战斗相关的激素，比如肾上腺素很快就分泌了一个小高峰，它会使得我们的心脏扑通扑通地跳，呼吸变浅变快。

愤怒有什么样的能量呢？愤怒具有动员的作用。我们要给自己壮一壮胆，像是打人之前要先骂几声。这其实就是骂给自己听的，为什么要骂给自己听呢？是要给自己壮一壮胆。

所以这个怒其实在进化上有积极意义。对内，它是一种动员能量，一种迎战的状态；对外，它有一种威胁或者震慑的作用。就像河豚一样，本来是一条看起来萌萌的小鱼，它在愤怒的时候，体积一下子扩张了几倍。人的话就是怒发冲冠，我们一看这个人，气势汹汹，一般而言都会避而远之。

所以这个愤怒的确是蛮有用的。

作为一种原发性的情绪，愤怒跟我们脑区中很原始的部分有着密切的关系。一个人想完全不怒，那倒是挺奇怪的，好像是脑袋缺了一块似的。所以一般来说，如果一个人完全不怒，最有可能的是你没有见他生气的样子。他可能不在你面前发怒，他这个怒火对着另外的一些人。

也有一些人用一些看起来比较平静的东西把愤怒给压抑了，这时候怒就变成了"郁怒"。郁怒的人看起来好像是笑眯眯不生气的样子，但是他一旦做起梦来，在梦里面是要杀人的。

我是见过这样的例子的。这个人白天看起来一点攻击性都没有，一旦做梦就是无恶不作，有多凶残呢？那血淋淋的场面，我听了都感觉到很害怕，我就不跟各位描述了。所以愤怒这种情绪还是理应有个合适的出路。

原发性的情绪本身就是七色光谱之一，无所谓对错的，它只要处于流动、均衡当中，那就是自然的。

说完原发性的，我们再说说继发性的或者次级的情绪。怒这个情绪有什么样的用处？它可以掩盖我们的悲伤。我们悲伤的时候觉得自己能量状态好低。我们不喜欢自己能量状态低的样子怎么办？有时候我们就用使自己变得愤怒的方法。

你要知道这些情绪之间会相生相克。从一个中医心理学的角度来看，愤怒和悲伤，两者间相互对抗。很大的悲伤可以压过愤怒，很大的愤怒也可以压过悲伤。所以一个人很悲伤的时候，他可能会用愤怒来掩盖他的悲伤。

另外，一个人如果很脆弱，他可能会用愤怒来掩盖自己的脆弱，好让自己看起来没有那么脆弱。你不喜欢自己的脆弱，其实你也不喜欢别人的脆弱。你也希望周遭的人都比较强大，这样的话才能够帮助你，对不对？脆弱是一种我们都有的感受，但是我们都努力地把它当内裤一样给罩在里边，不让人家看到。一个人如果他内在有脆弱的感觉，他往往会经常生气。这种生气会让别人感觉到这个人好像还挺有能量的，挺厉害的。一些比较大型的哺乳动物，像大象，就很少生气。一些小博美犬，一不小心就汪汪不已。愤怒作为次级情绪，的确可以掩盖脆弱。

我们如果不知道自己在用次级情绪来掩盖，那就没有办法去贴近、整合、接纳原发的悲伤和脆弱了。久而久之，我们的能量系统的流动就不顺畅。所以，我们要善于识别原发性和继发性的情绪，或者说初级和次级的情绪。

我还要讲一下怒作为工具性的情绪。我每一次讲情绪的时候都会使用三分法（原发性、继发性、工具性），这种三分法是建立在现在的情绪心理学、情绪神经科学、情绪聚焦的疗法这些基础之上的。对于读者而言，如果知道这种三分法也是有用的。

现在，我们可以很轻松地理解怒作为工具性的情绪：一些人他不生气，但是他要装作生气吓人。原来，我觉得这可能是人长大之后，尤其是当上领导之后才学会的一种吓唬人的招数。后来，我发现小孩子也是可以用假性愤怒来控制人的。一般来说，小孩一愤怒，大人其实也蛮恼火的。所以我们就会说"好好，给你手机玩一会儿""好好，买买买"等。这个孩子就变得越来越愤怒，到了最后，他的愤怒都已经不是工具性的情绪了，这个工具已经长到他身体里了。

可见，愤怒的确是可以作为一种控制人的手段。我们要对自身做一些检讨，我们在那么小的时候就学会了用愤怒来控制别人，没准还以为这是我们自己原发性的情绪。

其实，每一次把愤怒作为工具使用，它的主要伤害对象是我们自己的身体。哪怕是你装作生气，但是你的内分泌系统以为你是真生气，结果分泌了一堆激素，完事之后这些激素还要代谢，对你的心脏也会产生一些负面的影响。所以哪怕次级情绪的愤怒没有那么容易觉察，我们也要留意一下，不要老是拿愤怒来控制别人，因为它往往不会成功。你当年能唬着你爸妈，是因为那是你爸妈。你要是拿这个唬你的同事、朋友，反倒会给自己带来一些麻烦。

还有一些情况，有些人可能看起来也没有对外的工具性的愤怒，他的愤怒跑哪儿去了呢？他的愤怒指向自身了。别人的箭往外射，他的箭往自己的心上扎。这种郁怒会导致什么呢？它可能会导致抑郁。对于那些抑郁的人，如果你用认知疗法来检查他的自动思维、核心信念的话，你会发现他有很多指向自己的一些很负面的思维："我是不好的，我是有罪的，我是蠢的，我是没用的，甚至我是该死的。"这些，其实都是对自己的愤怒，尽管他好像没有体会到一种愤怒的情绪。

有一些人长久地对自己愤怒，没有导致抑郁，而是导致很多身心症状。比方说他身体会没有来由地疼痛，这些疼痛在内科医生那里也找不到什么原因。这种疼痛似乎与情绪有关系。每当感觉到被别人否定、惹别人愤怒的时候，好像就会先捶自己一顿。这样一来，这种对自己的愤怒，就真实地导致了对自己身体的一种伤害。一开始可能就是一些身心方面的症状。这种愤怒累积起来，到了最后甚至有绝症也说不定。所以，尽管愤怒有它的好处，也的确有蛮多坏处。

对于这个愤怒，我们怎么办呢？愤怒其实可以转化，可以升华。对自己愤怒的人，就是对自己的愤怒没有很好的见解。他觉得愤怒一定是不好的，他不能对外人发怒，所以就天天"扎"自己、"捅"自己。

其实，一种好的愤怒可以转化为一种坚定性。这种坚定性可以用"不怒而威"这个成语来概括，就是一个人能够很好地维持自己的边界，而不是看起来一副咬牙切齿的样子。当这个人逐渐地在内心把愤怒当作一种能量的时候，这种能量的确可以用来作为正常的防御，使得这个人不容易被欺负。

我们通常欺负什么样的人呢？这个秘诀好多人其实内隐地知道：我们就欺负那些容易自我欺负的人。我们对哪些人发怒呢？对那些经常对自己感到愤怒的人。

这些人如果学会了转化自己的愤怒，把自己的愤怒转化成一种坚定性，英文当中叫作assertiveness，那么，这个人其实就可以在愤怒当中自在，因为他传递出一种坚定不可侵犯的立场。我当然希望各位或早或晚能完成这种转化。

第四节
哀

 关 键 语

1. 哀是对"丧失却无能为力"的正常反应，每一个丧失里头都包含了外界和内心的双重丧失。

2. 有些哀伤有积极意义，能为当事人恢复精力，但异常的哀伤，比如抑郁症，可能本身会消耗大量精力。我们需要寻求专业的帮助，而不能仅仅依靠自助书籍。

3. 异常的哀伤经常是由于早年的哀伤体验被中断，导致不能自然地哀伤。没表现出的哀伤藏在心里会成为抑郁症的缘起。

4. 我们可以观察自己心的规律，以此保护自己，避免引起重度哀伤情绪的情境。

我们对于哀的一种本能反应就是不喜欢它。因为在情绪当中，哀的能量等级实在是太低了。哀伤时，人感觉到自己真的是好没有力量。这跟愤怒还不一样。愤怒的时候，其实我们处于一种"火焰"的包围里，像是一种很有能量的状态。

我们常言"哀莫大于心死"。我们的心有一种总体性的"死"，还有局部的"死"。局部的死其实就是一些失望。你本来期盼一些事情能够达成，但没有遂愿。对你而言，你丧失了什么呢？

你不光是丧失了这件事情能够给你的好处，你也丧失了那个怀有希望的自己、怀有期待的自己。所以，每一个丧失里头，都包含了外界和内心的双重丧失。

我们很难接受这样的丧失。那些嘴上说"我接受，这都过去了"的人多半不能信。我们在临床上看得特别清楚：使一个人真正接受丧失、走出哀伤很困难，需要历时很久。当然，假的"走出来"就比较快一点。

哀伤，或者说悲哀，就是人对于"丧失却无能为力"的正常反应。也就是说，它不一定是病理性的。你饲养一些小动物，也能够看到，当它们丧失某些机会的时候，可能也会有一种哀伤、无助的感觉。

哀，其实也是有一些积极意义的。它跟愤怒不一样，愤怒也可能是对丧失的反应。愤怒通常会引发一种很剧烈的行动，往往会导致比较糟糕的后果。但是在丧失之后，如果处于一种哀伤的状态，它其实可以比作一种能量节省模式。在这个时候，你不会有很大的动作。当你不会有很大动作的时候，其实你在节省能量。所以哀的本质是：我们需要停下来，需要有一些反思。

但是，我们身处的当代社会文化，它无比讨厌哀伤。所有的广告都在告诉你如何快乐，而不是如何面对你的哀伤。更不用说如何欣赏，乃至接纳、悦纳你的哀伤了。

以前，一个人如果丧失了至亲，他会有一个官方所赋予的居丧期。居丧期可以很长，叫作丁忧①，这个阶段你可以好好地沉浸在哀伤当中。不光是在我们的文化里，在犹太文化里也是这样。一个人失去了至亲，他会专门有一段居丧期。他的亲友会来照顾他，他不需要做任何事情，连饭都不需要煮。他也不需要外出，而且还有人帮忙来接待他的亲友，所以他可以好好地沉浸于这种哀伤的反应当中。其实这种对于哀伤的态度是很正常的。

当然，我们并不是说所有的哀伤都是必要的。有时候哀伤可能会异常延长，或者这种哀伤的反应非常沉痛，以至于它没有帮助当事人去恢复精力，而是消耗了他大量的精力，使他的生命能量越来越低。这种异常的哀伤会有什么样的表现呢？

他可能会有抑郁发作或者恶劣心境的表现，也就是俗称的"抑郁症"。抑郁症的人处于一种不同寻常的哀伤状态：他可能丧失了对既往所爱事物的兴趣，可能终日感觉到心情非常悲伤沉重，甚至在某些情况下他会感觉自己思考问题都很困难，甚至没有起床的能量。

这些哀伤跟我刚刚所说的正常的初级情绪的哀伤很不一样。通常情况下，这种抑郁发作的状态里，仅仅靠阅读一些心理自助书籍是不行的。这个时候需要来自精神科医生和心理咨询师的专业帮助。

①丁忧：指遇到父母或祖父母等直系尊长等丧事。"丁"是遭逢、遇到的意思。

　　为什么一些人会有这种非常异常的哀伤？其实在临床当中你会观察到，往往是当年，他正常地体验哀伤的过程被中断、截止了。比方说他的确是有很大的丧失，但是在这个时候，周遭的人仿佛都担心这会给他造成损害。所以，大家就形成了一种默契，显得都不那么哀伤。这样，他面对一个哀伤情境，本来会有的自然哀伤却没有办法生发出来。当哀伤生发出来，其实就能够得到比较好的转化。

　　这种没有发出来的哀伤就烂到心里头了。经历了很长时间的发酵，它就形成了一个"病灶"①。每当生活中发生类似于当年丧失的事情的时候，老伤就被激活了。这时候，大量未消化的哀伤所发酵出的抑郁，可能会一下子把人给扑倒、淹没掉。所以我们如果想在哀伤当中尽量保持自在，其实是要防患于未然的。

　　面对一个哀伤的自然情境的时候，甭管社会文化怎么强调、身边的人怎么说，我们要明白：要给自己一点空间，去接纳、品味这些哀伤。其实很多人在社会上会有一些自发独自处理哀伤的活动，比方说借酒消愁。其实如果他没有到一个病理性的程度，这样去处理哀伤是无可厚非的。

　　其实在哀伤的状态下，我们不大会有与人联结的愿望。因为伴随着兴趣的广泛丧失，我们对于跟人联结这件事，可能都不那么有兴趣了。但其实在这种时候，我们还是要提醒自己：没准在另外一个人陪伴下，哀伤的处理过程会变得容易得多，因为这就像是有个

---

①病灶：这里是一个比喻。医学中，病灶一般是以慢性炎症的形式存在，隐藏在体内的某个部位，里面藏着致病的细菌或其他感染物。

人在岸上看着你一样。

　　如果我们条件还不具备，那处在这种病理性哀伤状态的时候，要格外留意。我们的心里可能会涌现非常多的想法，这些想法往往是负面的：我没有用，这件事情我活该，我以后再也没有什么可能性了，我没有价值，他不喜欢我，我是有罪的。当你有这些想法出现的时候，要记得：在这样的哀伤状态下，出现这些内在声音，其实是很常见的。

　　希望你不要被这样的声音吓倒，最好能够对这些声音做一个情绪的笔记：我今天内心浮现了什么呢？我把它记下来。把当时发生了什么也记下来。你可能会疑惑，只是记下来就可以吗？记下来其实有很多种用途。当你把它记下来放在纸上的时候，其实就跟它保持了一个距离了。

　　为何要保持这个距离呢？我们可以观察在悲伤的历程当中，有什么样的心理规律，我们要知道自己心的规律。所以我们要看一看，在什么样的情形下，跟谁在一起的时候，我内心这种负面的思维会比较多。至少在接下来这段时间，你应该保护自己。你应该使自己远离这些会引起负性反应的情境。

　　这一点很重要。有些人处于哀伤当中的时候，他仿佛有一种不断加重虐待自己的反应。他不是保持回避，而是会拼命地冲到里头。这样的话，其实非常不利于哀伤的转化。

　　如果你要去接受专业的帮助，你带上你的情绪笔记，这些笔记有助于另外一个人比较方便、明晰地看到你过去的哀伤的规律。如果要总结一下的话，哀伤其实就是与丧失有关。

大家应该记得，前文所讲过的苦就有一种是某个东西失去了。哀伤对应的就是失去了。其实我们应该知道，任何事情我们都不是它们的主人，这样一种丧失和获得其实是必然的。我们要在见地层面上有一个相对正确的、客观的鉴定，这样的话才不至于被丧失给拖到哀伤的泥潭里面去。

还要留意哀伤有正常和异常之分。对于正常的，要尽量给自己一点时间和空间去转化。如果到了异常，请记得这个世界上是有人能够帮助到你的。

第五节
惧

关键语

1. 害怕和焦虑同属于惧的范畴。

2. 恐惧是一种基本情绪，最大的恐惧就是对死亡的恐惧。在进化意义上，这对我们有保护作用。

3. 焦虑更像是继发性的恐惧，是一种对恐惧本身的恐惧。焦虑也具有工具性，我们会靠着焦虑来激发自己的能量去达成某事，但这种情绪会使周围的人非常不自在。

4. 恐惧、焦虑的根源是不愿接纳世事无常，得到了就怕失去。

我们来说一说惧，也就是恐惧的"惧"这种情绪。这种情绪其实比较广泛。有一些有明确的对象，比如恐惧；有一些没有特别明确的对象，比方说焦虑。

焦虑里有没有对象的一种悬浮的焦虑，有对一些事情的焦虑，也有一些对未知的焦虑。其实恐惧是我们比较早所体会到的一种感受。

孩子刚出生的时候，会得到妈妈很好的保护，当然我这里说的是正常情况下，母亲的功能就是使得孩子免除恐惧，使他尽可能地像处在子宫内的环境一样。当孩子处于很好的、连续的一种身心状态的时候，他就不会感觉到恐惧。

当他体验到一种不连续感的时候，他就会感觉到恐惧，感觉某些东西不对劲。这时候，孩子就会释放恐惧的信号。这种恐惧往往与非常重要的人，也就是与妈妈的分离有关。

谈到分离，其实最大的恐惧，也就是与自己的生命分离。说得直白一点，就是对死亡的恐惧。当一个儿童知道人是会死的，这一天他的童年就结束了。

当然不是说方方面面都结束了，而是在心理的这一层面上，他知道了我们生命的有限性。首先是他父母生命的有限性。在这一时期，孩子会有很多恐惧的反应，可能会做噩梦，噩梦里有某种怪兽之类的。

长大之后，其实有很多恐惧的根源仍然在我们的童年。同前文所讲的喜、怒、哀一样，恐惧本身也是情绪光谱当中很重要的一道光。它属于一种正常的情绪。

你们知道吗？有一类人不会体验到任何的恐惧。有一位非常著名的攀岩高手，他在一些非常危险的地方攀爬，胜似闲庭信步，就像在自己家院子走一样。我们会觉得这一定是有莫大勇气的人。后来，神经科学家对他的大脑研究发现，他的大脑当中缺失了一个信号，也就是来自杏仁核的信号。杏仁核是我们大脑的一个核团，与我们的恐惧情绪相关。

　　这个人由于没有这样的信号，所以他体验不到恐惧。请千万不要羡慕这样的情况，因为如果一个人没有恐惧，其实他死亡的概率也会大大增加。恐惧本身起到一种保护性的作用。

　　当孩子长到一定的时候，他如果看到一个明显凹下去的地方、一个可能会让他摔倒的地方，就会有恐惧的反应。恐惧是安插在我们的系统当中用来保护我们生命的一种很重要的机制。所以我们对于很多东西的恐惧就是一种反射，是非常原始的生物性的反应。

　　比方说很多人会害怕蛇、蜘蛛这样的东西。其实在人类过去很长的穴居时期，也就是住在山洞里的时候，蜘蛛和蛇会在那些地方出没，我们是很有可能受到它们伤害的。对于这一类"老邻居"的恐惧，可以说是被深深地记载在我们的基因层面了。尽管每年死于交通事故的人远远超过死于被蛇咬的人，但是我们对于一辆汽车就不会产生这种反射性的恐惧。这是因为我们的老祖先没有见过车。

　　现在大家知道了，我们的恐惧有保护性的进化意义。但也正是由于它具有这样的保护性，有些时候会保护得过了头。一般来说，一种真正的危险周围应该设一条警戒线，对不对？我们只要不进线里头，理应都是安全的。

　　如果保护机制变得比较亢进，在这条警戒线之外，又有二环、三环、四环……七环。我们可能在七环那里就已经裹足不前了。这样尽管是安全的，但是也不行。

　　一个人的生活中，如果存在着非常多的威胁，而且他对于威胁的回避性、恐惧性的反应又非常亢进，那会怎样呢？他会非常局限，动弹不得。因为前有狼，后有虎，在中间他还担心左右两边看不见的威胁。

从恐惧到焦虑，其实也就是我刚刚所说的这样的一个演变过程。可以说恐惧偏原发一点，焦虑是对于恐惧的恐惧，偏继发一点。套用我们前面已经学过的公式，焦虑也可能是工具性的。

一些人已经习惯了焦虑，因为在以往他面对生活当中的困难的时候，焦虑动员了他的生命能量，所以他就成功地克服了困难。这对他而言，形成了一种奖励的机制。于是，他总是把自己弄得非常焦虑。

在这个时候，他的焦虑与外界环境的关系不大，与他本人的操作关系比较大。和这样的人相处起来会有什么样的困难呢？那就是，他也会把身边的人弄得很焦虑，因为他打心眼里觉得焦虑是一种好的东西。这就很麻烦，因为他带来了一种焦虑的气场。这种气场使得不光是他本人不自在，与他有关的人都会不自在起来。所以，如果我们还没有学会在焦虑当中自在的话，我们应该远离这样的人。

以上所说的，都是相对而言在正常范围内的焦虑。相对而言比较异常的，有一种焦虑叫作崩解焦虑，这种焦虑非常原始。我希望你们没有经历过这样的焦虑。在这样的焦虑中，会感到自己仿佛都不存在了，仿佛变成了碎片，或者将要变成碎片。人就会处于一种比较极端的病理性的状态当中。如果你在医院精神科工作，你会在一些新入院的病人那里体会到这样一种崩解的、湮灭式的焦虑。

比这稍微好一点的就是被害焦虑。患有被害焦虑的人，总是觉得身边有人对他不利。当然了，此处指的是没有发展到妄想情况下的焦虑。即使没有到妄想的程度，但是它仍然会折磨你。你每次到这个单位，总是会觉得别人在针对自己。这其实就是一种被害的焦虑。

其次，就是一种分离焦虑。分离焦虑在生活当中有很多种表现，比方说有人换一个地方就睡不着，他就像是小时候一样，要抱一个自己很习惯的玩偶才能睡着。还有一些人特别惧怕生活当中的改变，哪怕是好的变化，比如升迁也不行。因为这种变化都意味着与老的、旧的、不一定那么好但是习惯了的境遇分离开来。这样的焦虑会限制人在生活当中自由移动。

再者是一种害怕失去爱的焦虑。他对于别人的态度非常看重：你还喜不喜欢我？你是不是仍然看重我？我对你究竟重不重要？他会有非常多这方面的担心。如果对方回微信的时间超过三十秒，这种焦虑有可能就被激活了。

还有一种更"高级"一点，叫作阉割焦虑。这部分如果细细讲起来，会牵涉到很多精神分析的细枝末节的知识。简单来说，这种人会担心某些对自己很重要的东西被毁坏。一些人觉得自己的容貌会容易改变，一些人觉得自己的才华可能会随时失去，如此种种。

当然最"高级"的就是道德焦虑。当然，一个人如果完全没有任何道德焦虑，那也是一件挺可怕的事情。有一类反社会型人格障碍，他们可能会走上犯罪的道路，他们真的没有这种道德上的焦虑。

除了这些所有病理性的焦虑之外，其实还有一种叫作存在焦虑。人生于世，其实很多事情自己说了不算，做不了主。不光你是这样，那些在你看来很强大的人，很成功的人，一样有这种"不由己"——自己说了不算的焦虑。

由于工作的关系，我可以接触到很多至少在世俗意义上非常成功的人。你会发现他们对于这种自己做不了主的焦虑，反倒比普通人还要高。其实这些焦虑的背后，都代表着对于无常的不接纳。即使不从佛教的意义上去看，这个世界本身也总是在变化的。我们大家都知道，"这个世界上唯一不变的就是变化本身"。所以，只要是变化，那就一定意味着不断失去。

不过通常而言，我们总是把不断地失去视为无常，而觉得不断地得到就不是无常了。如果你今天中了一百万，你完全不会觉得这是无常，你会觉得这是你应该有的。大家对于这种变化有着一种看起来挺矛盾的态度。

其实我倒是鼓励大家，如果你们有一点兴趣和时间，去翻一翻《周易》。它其实就是讲变化的学问：如何在变化当中保持自在，能够适应、顺应、驾驭各种变化。你如果有了这样的能力，可以说在根本的层面上就铲除了"惧"的根源，也就是对于变化、对于不连续性的不安感。大家不妨找此书来看看。

第六节
嫉

关键语

1. 用精神分析理论对羡慕和嫉妒两种情感做了剖析。

2. 羡慕来自三元关系，是一种健康的情绪，能承认别人的好，并期望和别人一样好，有利于成长；嫉妒来自二元关系，包含了很多否认的因素，嫉妒的人会想毁掉他嫉妒的对象。

3. 嫉妒的负面影响的最终受害人是自己，因为他会让自己的一部分嫉妒自己的另一部分。

4. 一般来说，我们内心的建设性力量会让嫉妒转化为羡慕。因此，我们可以觉察自己内心的嫉妒，看见并尝试理解它。

今天要说的"嫉"，其实是一个比较沉重的话题，我们在日常的对话当中会使用"羡慕嫉妒恨"这种说法，通常对方也是会心一笑。因为我们都知道这并不是一种非常强烈的、毁灭性的情绪。其实羡慕、嫉妒和恨是不一样的东西。尤其，要想区分羡慕和嫉妒的话，其实在精神分析的体系里说得比较清楚、全面。

我今天要跟大家介绍一下，嫉妒和羡慕有什么样的区别，它们对于我们的人格有怎样的影响，我们如何克服、转化、整合这些情绪，让它转为正面的效用服务于我们的自在。其实我们要先理解它的机理。

首先我想从羡慕说起。提到羡慕，大家会有怎样的联想呢？羡慕，其实在生活当中经常出现。我自己也会羡慕很多人，一些人在很多方面都比我好，比我优秀，而我希望成为像他们那样优秀的人。这种背后的动机其实是羡慕，而不是嫉妒。

羡慕来自三元关系。如果没有对精神分析的理论做一些了解的话，会对三元理论感觉有一些陌生。三元理论最为简便的形式也就是孩子、父亲、母亲。

当进入某个人生阶段的时候，男孩子可能会潜在地把父亲当作一个挑战的对象。他会想像父亲一样强大，只有这样他才能够拥有母亲。在这种情况下，他其实认可父亲是强大的。在认可的前提下，他才会觉得"我也希望自己这么强大"。他能够看到自己的"不那么强大"，而且希望达到一种强大的状态，这其实就有一种积极的意义了。通过对父亲的认同，他就可以克服对父亲的敌意。在这样的情况下，他的人格就会得到比较健康的成长。

对于女孩子而言也是这样的。这个阶段用专业术语说叫俄狄浦斯期。在这里我就不展开对俄狄浦斯期做过于细致的讲解了。有兴趣的话可以去查"俄狄浦斯冲突""俄狄浦斯情结"。

对于女孩子而言，她的效仿对象或者认同对象就是她的母亲。她也是先要认可母亲是有魅力的。如果她能够像母亲一样有魅力的话，就可以跟父亲在一起。所以，她会穿妈妈的高跟鞋、拥有妈妈的口红，在妈妈不注意的情况下，可能会背着妈妈的包在房间里走一下。这些其实都是对母亲的认同。这种认同的动力就来自我们刚刚所说的羡慕。羡慕是一种积极的力量，就像我们古话里所说的"见贤思齐"，看到好的，我想变得跟他一样。

一般来说，羡慕是一种较为健康的情绪。一个人知道世界上存在着好，而且他知道另外的人拥有这种好，他想变得跟这个人一样。在羡慕的推动下，他就会不断提升自己、丰富自己。所以，羡慕的背后是一种生本能。生本能就是一种走向建设的、联结的本能。当生本能占据主导作用的时候，人格就会有自然生长的力量。

我觉得羡慕不是很难理解，因为大家其实在生活当中都会有羡慕的人。如果你回想起青春期的话，你会留意：那时候，你跟某些伙伴其实就有一种羡慕的关系。这个关系总体而言是和谐的。但是有时候由于羡慕变得比较强烈，就会有短暂的不快。没准对方在某些方面其实也是羡慕你的。在青春期的时候，靠着这种彼此羡慕的关系，其实双方都吸收了对方的一些长处，人格就会不断成长。

接下来要讲的嫉妒，跟羡慕很不一样。"嫉妒"这个词，如果你仔细品味的话，你可能就会感觉到身体有一种收紧感。因为嫉妒里的这个"妒"听起来像是一种毒药的"毒"一样。

其实嫉妒的确是一种可怕的毒药。这种毒药的毒害对象往往不是你嫉妒的对象。你嫉妒的对象，在很多情况下，压根不知道你在嫉妒他。所以这碗毒药主要是被自己喝了，在内心不断地腐蚀自己。

嫉妒和羡慕不一样，嫉妒在发展上更为早一点，它来自二元关系。二元关系其实就是指母婴关系。在一些精神分析学家的理论里头，婴儿对于母亲能够喂养他这件事情并不是完全充满感恩的。在某一个时期，他既感恩，但是内心又充满了嫉妒。

你们可以试着代入一个脆弱无助的婴儿的内心状态。如果你为我提供好的东西，比方说很好的乳汁，那我岂不是要依赖于你吗？如果你为我提供很好的乳汁，那你岂不是比我优秀？在我们的关系里，我什么都不是，是个可怜虫。如果你为我提供好的乳汁，你有什么用意呢？如果我对自己感觉又没那么好，你对我的好是不是假的呢？你是不是想控制我呢？

在这个时候，大家可以体会一下，二元关系当中的对方尽管提供的是好的东西，但是在接收方这里味道完全变了，变成了一种有毒的、危险的东西。所以嫉妒的坏处就在于它能够把任何好的东西给染成坏的。

嫉妒里头包含了非常多的否认因素。嫉妒的人会否认对对方的依恋，会认为"我如果依靠你，这不是一件好的事情"，就像是我刚刚所说的一样。他也会否认对方是好的、乳汁是好的——"你对我的好都是别有用心的，你是想控制我，所以你是坏的"。在"你是坏的"的情况下，我会不会有一种想成为你的动机呢？不会。在嫉妒的情况下，完全不会。所以你是坏的，该怎么办？我要毁掉你。如果你的坏当中还有一点好，你也必须把那个好全部变成坏。你必须从头坏到脚，这样的话，我才有充分的嫉妒你并且要毁掉你的理由。

我不知道刚刚描述这样的心理过程有没有稍稍惊动各位。其实，我们在婴儿时期，是走过这段被偏执性的嫉妒所主导的时期的。只不过我们后来内心的建设性的力量远远地压过、战胜了毁灭的力量，所以我们的嫉妒就慢慢地发展成为羡慕。

但是，也有一类人比较不幸，他们的环境没有这么好，或者是由于一些更为复杂的因素，他的心理没有发生这种逆转。这样一来，他的内心就经常被嫉妒所占满。你们能够在一些非常极端的例子当中看到这种情况，就像媒体所播报的，有人杀死了自己的同学这件事情。

如果你去看当事人的心路历程的话，你会发现他的内心的确是装满了我刚刚所说的"毒药"。尽管这是一个非常极端的案例，但是我相信对于所有人都有警醒的作用。

一般来说，我们人性在很多方面其实是相通、相同的，只不过每一部分在每个人心里的比例不一样。嫉妒其实隐藏在我们人性的深处，一个非常阴暗的深处。那里蓄积了很多破坏性的力量。更为可怕的是，我们的一部分会嫉妒我们另外一部分的成长。就像有人在人生中，会为自己设置非常多的阻碍。看起来他就像是自己的一个敌人一样。

为什么他会这样对待自己呢？其实他内在有着不同的部分。他内在有一个被嫉妒所主导的亚人格。所有人其实都有类似的亚人格。我们听到这些之后，在害怕之余，如果能够有一些对自己的省察，这就是一种建设性的力量。

既然人性里都有这部分，为什么有些人就能够将之发展成比较成熟的"羡慕"呢？其实我们每个人都需要为自己内心的这部分黑暗力量负责。我不希望我这一番话被理解为一种道德说教，但的确正像是我刚刚所说的：当我们内心有如此强烈的嫉妒的时候，它的主要毒害对象真的是自己。

当这个嫉妒占主要部分的时候，我们怎么开发出真正的喜悦的能力呢？我们既不为自己喜悦，又不为别人喜悦，也不会为这个世界上任何建设性的、生长性的力量喜悦。这样的一种生命远非自在，可以说它非常闭塞，而且是一种非常阴险的，乃至危险的闭塞。所以，我建议大家看一看自己的内心，我们内在这一部分会藏在什么样的地方？

我们并不仅仅是关注在"我要谴责这样的人，我要如何避开这样的人"，重点是，我们需要发现我们心里可能有类似的小人。

第七节
望

1. "望"这种情绪可以理解为期待。

2. 期待一般是积极的，但是也会和负面情绪叠加。

3. 如果"望"是指向未来的，而且程度过了头，就容易产生心理问题，落入不自在的状态里。

4. 我们也要适当地回望，这样有利于理解自己现在和未来的行为和感受。

5. 如果被太多的人指望，活在他人期待中很容易陷入不自在，因此我们要培养自己的希望感，找到自己真实、稳定的期待。

这一节来说一说"望"这种情绪。

一般来说，我们谈到情绪的时候，不会谈"望"这种情绪。其实，"望"也是一种情绪的状态。在情绪心理学当中，期待的英文是anticipation，其实是算作一种基本情绪。如果你看了很多照片，你会发现有一些照片显示的情绪，其实就是我刚刚所说的这种期待。

一般而言，我们对期待的理解是比较积极的。比方说有人要送你什么东西，然后快递快要到了，你会有一种正面的期待情绪。其实期待也可以与负面的情绪叠加。比方说楼上掉下来一只靴子，然后你就焦急不安地等另外一只靴子什么时候掉下来。这种"望"其实就偏负面一点。

"望"有很多种，总体而言，都是指向未来的。指向未来是一个很重要的维度，就像我们眼睛一定是往前望的。如果我们不转脑袋的话，是望不到后面去的。

通常而言，往前看是一种比较积极的情绪。我们在日常生活当中，无论是劝别人，还是被别人劝，用的高频词就是"看开些""往前看"。所以有很多与"望"有关的词语，比方说"守望""盼望""张望""渴望""希望""望穿秋水"，这些都是往前看的。

一般来说往前看是比较正面积极的。但其实很多心理问题的产生，可能是由于在"望"上过了点头，是太往前看了。像一些人到咨询室来的时候，带了非常强烈的情绪。因为他接下来要面临某种生活的处境。他也不知道为什么，当看着这个生活处境当中的可能性的时候，不管看得清不清楚，都会产生强烈的焦虑感。

所以往前看，有时候会带来麻烦。比方说我所生活的城市深圳，就提出了"时间就是金钱，效率就是生命"的口号。其实这是非常重视未来的维度。如此重视未来的维度，可能会使得我们整个身心都会往前边望。这种"望"有时候会使得我们进入一种很不自在的状态里。

当然，如果周遭的人都处于同样的状态，你夹在这样的一个马拉松的队伍里头，可能很长时间都不觉得有什么不正常。但是望着望着，我们的底气可能就会有很大的消耗。所以有些时候我们还需要回望，需要走一段时间，便往回看一看。其实这本书中在很多个方面有这样的明示或者暗示，那就是：我们的过去很重要，因为我们的过去是预测未来最好的指标。大家其实也可以记住这句话：我们理解一个人的行为，不管是自己的还是他人的，其实都能够在其过去找到线索。"望"一般都是往前看，"回望"尽管不是那么合乎天性，但是很重要。

我们接下来还要稍稍谈另外一个很有中国特色的"望"，叫作指望。在我的来访者群体当中，这算是一个高频词。一些来访者会讲："我是被指望的，他们都指望我怎么怎么，如果我不如何如何，那么他们就没有指望了。"

当我们处于别人的指望里的时候，别人在他们想象的未来中就给我们安排了一个位置，或者派遣我们到一个地方。有时候你不知道你是在被指望，你活在别人的期待里，这其实就大大地影响你的自在了。尽管这样的期待可能包含很多积极的因素，比方说期待你好、期待你出人头地。但是生活在别人的"望"里头，可能会给我们带来一种莫名的不自在的感觉。

那我们如何克服这样的指望呢？很重要的是，我们需要对自己的人生有一种真正的希望感。希望感特别重要。它一部分来自早年间父母对我们的希望感，这种希望感和刚刚所说的指望有重合，但两者是不一样的。

在希望中，他们会把你当成一个主体，而不是一个对象。当我们处于这种真正被希望的状态的时候，我们可能的确有一种当家做主的感觉。如果一个人被不断地指望，很有可能他会突然转到指望的反面——失望、绝望。所以我们需要思考一下，我们对自己的人生是否拥有真正的希望感？

有一个小窍门，不要在你顺境的时候来思考"希望"这件事情。当你在一些不顺心、不愉快、不那么好控制、说了不算、不那么自在的景况里的时候，最容易检验你的希望感是不是真的。如果是假的，在这样的景况里，人其实就会动摇。

朋友们，如果你们现在处于一种相对负面的景况里，你可以看一看，在这样的景况里，你的希望感在哪里？它是否仍然坚挺，是否仍然柔韧？如果我们能够度过这样的景况，成功地走出去，那么这种劫后余生的希望感会因为我们这一次的经验而变得更加强大。我们对自己也就越来越会有一种正面的、积极的、真实的、稳定的期待。所以我们需要经常做一种个人展望的训练。

一般来说，很多时候这种展望是相对被迫的。你处在团队里，可能会有业绩考核。这种希望或者说指望，虽然不是完全负面的，但它是我们生活在这个世界上无法摆脱的事。我们要知道这个世界有它的局限性。

除去这些"被展望"之外，我们事实上需要隔一段时间进行一种真正的个人展望。有一个研究表明，经常进行个人展望的人，真的会逐渐获得他所展望的东西。两个人的才能其实差不多，为什么其中一个人的生命曲线好像是持续的增长？没准他对自己有一种行为上的激励。

说到这里，已经成家立业做父母的读者，你们要注意，经常进行家庭展望是一件很有益的事情。有时候，我们可能会想当然地认为，对方（家庭当中的其他成员）所盼望、期待的跟我们一样。但其实如果不在一起谈一谈的话，往往就会发生一些误解，会导致这个大家共同拉的"车"（即家庭的目标）的速度逐渐慢下来。这是由于大家的希望点、盼望点其实并不一样。所以，我们需要在一起谈一谈彼此的展望。这样的一种形式叫作家庭展望会议，有时候在家庭治疗当中，这个会议甚至是家庭作业的一部分。

所谓作业，就是你必须选择合适的时机来进行这样的展望。当我们展望的时候，我们内在的一些积极的力量可能会被逐渐地唤醒。所以，"望"的确是有正面的也有负面的。这个"望"的确是有我们自己真正的"望"，也有可能是别人的"望"。最终，我们需要发掘、发展出自己真正的"望"。它就像是一条高速公路一样，指引着我们走向一个自在的未来。

其实我在这本书中分享这些内容，也就像是画饼一样，给大家提供一种希望感。希望感是助人的最重要的因素，一个人一旦获得了希望感，他整个系统都会发生变化。我陪伴过很多人从失望、无望乃至绝望的景况当中走出来，其实我本人也是最大的受益者。

看过这些人生之后，我想说的是：人生真的没有统一的过法，每一种过法都有可能通向一种繁盛的人生。所以我希望把这种从很多人那里获得的希望感传递给各位。有这样的一句话："相爱的人不是你看着我，我看着你，而是我们共同望向远方。"其实当我们共同望向远方的时候，远方真的可能会有一个奇迹等着我们。

第八节
无情

关 键 语

1. 无情也是一种情绪，但我们有时难以察觉自己的无情。

2. 无情有时候是被迫的，比如精神分裂症中有些情感淡漠的症状。述情障碍也是一种被迫无情，表现是找不着合适的词语表达情绪。

3. "主动"无情，一般是无意识地压抑或者有意识地压制自己的情绪，通常是为了保护自己。

4. "主动"的无情很容易让人在中年或某个人生阶段发生情绪危机，因为情绪是人格的养分，压抑十分容易导致爆发。

5. 大家要学会体验自己的情绪，让情绪自由流动，做个"有情"人。

今天要讲的是无情。

这很奇怪，难道无情是一种情吗？我们不都是讲"人非草木，孰能无情"吗？难道不是只有草木才是无情的？其实没有情绪，也是一种情绪。

我们在咨询工作当中会非常注重来访者的情绪。很多时候，我们问来访者："你是什么感受呢？这件事情让你感到什么呢？"你会发现这个问题不是那么容易回答。有些来访者对于这样的问题可能会感到迷惑，有些甚至会对你问这样的问题感到气愤，因为你像是在向他提一个对他而言很难的要求。他可能会有一种情绪表达出来——愤怒。"你为什么老问这样的问题?!"这时候其实他的情绪就出来了。

在日常生活当中，你们问一下自己："当下我在哪儿？我在干些什么？我的情绪是什么？"你们会发现第三个问题，不是那么容易回答。很多时候我们其实对于自己当下的情绪也就是一种混混沌沌、说不清的感觉。相比那些比较鲜明的情绪状态，比如喜、怒、哀、乐，这样的状态其实更常见。

很多时候，我们的情绪就像是以前电视没有信号时出现的雪花点一样，或者是收音机里的白噪声一样。你说雪花点里边在放着什么节目呢？什么都没有。无情的确是一种主观可体验到的，并非罕见的情绪情感状态。

有一些无情，其实是被迫的。怎么被迫的呢？其实有一些神经、气质、生理等方面的原因。一般来说，像精神分裂症，如果是阴性症状的话，其中有一个表现是情感淡漠。你同这个人聊天会觉得很难聊得下去。在被社会所界定的正常人之间的聊天总是有情绪的流动的，你能够感觉到对方的情绪。有时候通过非语言信息，情绪其实也在不间断地表达。但是在我刚刚所说的这种情感淡漠的情形中，你会发现对方真的没有情绪的流动。这就像是乒乓球一样，你发球，但是对方不还球，这球就打不下去了。当然，对这一类群体，我猜想诸位读者应该不那么熟悉。

生活当中有一类人，他们可能有一些分裂型或者分裂样的人格障碍方面的异常。这类人虽然整体功能大致而言正常，但是他在情感这一方面的表现，其实也像我刚刚所说的精神分裂症的阴性症状，是情感淡漠的。如果我们对他们的大脑做研究的话，会发现他们与情绪相关的脑区出现了一些异常。当然很多的脑机制现在还没有被研究透彻。

有一种情况跟我刚刚所说的都不一样，我把它放在"被迫无情"里，这种疾病叫作述情障碍。有这种障碍的人其实是有情绪的激活的，但是他找不着合适的词语表达情绪。

很多人，哪怕并不符合病理性的诊断标准，但其实很多情况下，在表达自己的情绪时存在着一些障碍。

我们会发现有的人他整体上没有述情障碍，但是谈到某些与他的情结或者创伤相关的事情的时候，他可能就进入一种无情的状态。这种无情状态我把它叫作"主动"的无情状态，当然这里的主动是打了引号的，因为这并不一定是当事人在那一刻有意识的选择。

一般来说情绪这样的东西，的确会产生一些烦恼，就像是我们以前所说的"为情所困"。烦恼大到一定的程度时，人其实会自己想办法。

想什么样的办法呢？斩草除根。"我不让自己体验任何情绪，我就这么按部就班地过日子，该怎么就怎么，情绪的部分我不体验、不去想。谁要跟我提，或者有意要使我感受到这部分，我就要回避他。"其实这就是一种"主动"的无情。其中有相当多的"主动"无情，这个主动是需要加引号的。因为对情绪的压抑过程其实是无意识的，你根本就没有留意到你对自己的情绪和情感有一个压抑的作用。

比方说一个男孩子可能会压抑对父亲的负面情绪，比如我们在前边所讲过的嫉妒。这男孩甚至可能还会反向形成①：我不是对父亲有一些敌意，相反我特别尊敬他。其实这些都是无意识里的策划。

还有一种压抑的意识化程度比较高，它不叫压抑，叫压制。在压制的时候，我们的确知道自己在压制。

那为什么要压制呢？这其实与社会文化对于情绪和情感有着不正确的态度有关：好像情绪总是与混乱、弱小、不成熟、偏女子化这样的事情相关。这样的事情好像并不有利于一个人很高效地生产某些东西。所以我们在很多时候，都要求一个人要情绪稳定。什么叫情绪稳定？没有情绪当然就最稳定了。

这种大的文化气氛，影响了家庭的教养方式。家庭的教养方式中，可能会有一种让男孩子潜移默化地"去情"的教育。所以他长大之后就自然地形成一种感觉："我没什么感受，没什么情绪，我情绪特别稳定。"

其实不一定是这样的。我留意到一些人在中年危机里，会出现

---

①反向形成：把无意识之中不能接受的欲望和冲动转化为意识中的相反行为。

情感、情绪的大爆发。有时候，这些大爆发是以某种焦虑症或者抑郁症的形式突然就发作了，但是此前都好好的。有时候，会体现在梦里。梦其实是我们日常意识的一种补偿，这是荣格的说法。你在日常生活当中情绪体验得越少，没准你在梦里的情感体验就特别丰富，或者说混乱。

或者是这种情况：中年危机里的人他们自己的情绪是稳定的，但是他身边的人，比方说他的伴侣、孩子在情感方面却变得非常过量、不可思议。如果从一个系统的角度考虑，那就是周围人的情感在为他的无情进行配重、平衡。所以他也被别人的情绪所困扰，这样一来他就不得不面对自己内心的确有情绪、有苦恼这件事情。

无法拥有自己的情感，而选择压抑的人，他们在人生的上半场，可能会有很多世俗意义上的成功。因为想得少、体验得少，所以效率就高。但是由于他采用太多的压抑和压制的方法来对待自己的情绪和情感，他的人格其实没有得到充分的滋养。

我们的人格其实就是多情才好，多情而不滥情。拥有一系列情绪，五彩斑斓，如彩虹一般，这样的话一个人的内在就会丰富。没有这些丰富的情感的人，其实就像兵马俑一样，他就站在一个队列里行使着自己的职责。你要问他找准自己的位置没有，那找得实在是太准了，因为压根都不能动。

还有一种情形与创伤有关，不是压抑，不是压制。经历了创伤的人，他会体验到一种情绪很大的发作。比方说惊恐、焦虑、愤怒、脆弱、绝望，这样的情感突然袭来的时候，会淹没我们的心智。

这时候，我们还是想持续地维持一种连续感，怎么办？我们可能会在创伤所带来的伤口周围打个"麻药"，就不再感受与之相关的情绪了。如果这样做，在创伤后的急性期，这个人好像功能恢复起来还蛮快的。但是正是因为他打了这样的"麻药"，这个地方的"血液循环"可能受到了影响。这种无情可能带来很深远的负面影响：在这个创伤的周围就形成了一环、二环、三环、四环。慢慢地，不能感受自己的情感，不允许体验自己的情感，这个环就越来越大。这样一来，他生命的火焰其实慢慢地就黯淡下来了。

回到一开始所说的"人非草木"。的确，人可以说是有情众生里非常重要的一类。所以有情的确是我们的特点。我们要认可自己作为一种情感的动物，甚至要优先于认可我们作为一种理智的动物。

我们很多时候的理智作为，其实受着你所没有察觉到的情感的影响。一般来说，一个人日常状态下很难发现这样的影响。但是像我这样天天同人的这一部分打交道的，对于这样的影响，认识得实在太多了。所以，我们要有一种"我要做一个有情的人，我要使前面所讲的这些情绪都能够充分地发展"的状态。其实，当情绪都充分发展的时候，它自然就是一种均衡的流动的状态。

我之前总是提到苏东坡，你看苏东坡这个人，其实他各种情感都非常丰富、细腻，但是整体上又很均衡。他没有要"存天理，灭人欲"，他也并不是纵欲的浪荡公子的形象。他的人生可以说非常丰富，享受了很多。他是我所界定的"自在的典型"。所以我在讲无情的时候，要再提一提这样一个格外有趣的有情人。

第九节
在情绪中活得自在

关键语

1. 如果因为情绪或压抑情绪而不自在的话，出路不在于隔离，而在于转化和整合。

2. 先转化——去接触情绪，并且确认自己的情绪，明白哪些情绪是"属于"自己的。

3. 再整合——情绪会穿越我们，让我们有所体验，但是，情绪本身也是自由来去的，并不真正地属于我们。我们既不被情绪所定义，也不是情绪能定义的。

4. 我们为情绪负责的同时，不必强硬追求做情绪的主人。

这一节是对整个情绪部分的总结，也是对如何在情绪中获得自在的一个导论。

我相信大家看到这里，对于情绪是怎么一回事，情绪有什么作用，什么是原始情绪，什么是次级情绪，什么是工具性情绪，有一些印象了。那如何在这些情绪当中获得自在呢？我有一些来自临床咨询方面的建议和思路。

我的一个来访者，他每次做梦都是灰色的。这倒不是说我们大家一定要做彩色的梦，其实很多人的梦也是没有颜色的。但是他的梦在心境层面是一种灰蒙蒙的。除了这些梦之外，这位来访者在日常生活当中的很多方面，包括他的情绪都是很不错的。但是由于反复地做这样一种梦，就让他隐隐地觉得可能事情不全是这么回事。

有一部分他所不知道的自己，通过梦的方式来向他展现、传递。其实这个人有很多的悲伤、孤独感。这种悲伤和孤独感并非来自他当前的生活，而是来自他的早年生活。由于从来没有被接触，没有被充分认可，所以这部分没有整合到整体人格当中去。

在一个相当长的咨询过程当中，这一部分慢慢地就呈现出来。这个人会感受到自己的确有很多悲伤。大家可以想象，一个生活当中方方面面都不错的人，让他体验自己的悲伤并不是一件容易的事情。更何况考虑社会文化的因素，最好还是不要体验负面情绪。

我的另外一位来访者梦见一个地下室里放满了煤气罐。你们可以体会一下，一个地下室里放了这么多煤气罐，不管你是在地下室里头，还是你住在地下室上面，你觉得瘆不瘆得慌？怕不怕？其实，这就是梦在当事人的晚间生活里努力地传递出这样的信息：嘿！你是有愤怒的，你的愤怒的量很多！你看满满一个地下室的煤气罐，如果它们爆炸的话，可能地上所有的部分都没有了。

你可以想象，这样的两位来访者，一个在日常生活中很少去体验悲伤和孤独感。另外一个会想方设法地不让自己体验任何的愤怒。这其实限制了他们作为一个人的生动性。

对于情绪，我们首先做的就是净化、隔离、放弃的工作。在早年间，我们的心智不成熟，所以可能没有办法处理、整合这么多的悲伤和愤怒。我们把这些情绪封存起来了，隔离开了，放到了一个"保险箱"里，放到一个"安全岛"里，或者放到一个"无人区"里。这种做法尽管并非完美，但它的确帮助很多人在自己还比较脆弱的时代克服了很多人生当中的难过时刻。

但是这一部分还会在梦中呈现出来，这的确为当事人带来一定的烦恼。你要偶尔做一个灰色的梦，那倒也没有关系。可这样的梦，像阴天一样的梦，一而再再而三地做，我相信大家都会认为这是一个信号，而不是噪声。这个梦一定会引起人的注意，这种注意会使得人比较挂心，挂心才有可能去探索。

你们可以看一看自己做过什么样的梦，尤其是那些不断重复做的梦，比方说从高处坠落、飞翔、考试，尤其是高考。这种不断做着的梦里头，一定有密度很高的情绪。这些情绪的出路在哪里？出路就在于转化。要转化情绪，首先我们要接触到情绪。

如果你做一个梦，但是这个梦让你不悦，你可能会动员我们前面所提到过的压抑机制，让这个梦刚做完就忘到九霄云外了。与梦有关的情感，伴随着这个梦的遗忘，看起来像是消散了。

如果你能够记得这个梦，说明你对于这个梦当中的情感是有一种点对点的接触的。自己应该怎样去做呢？其实可以有更多的接触。在一种比较好的、不受打扰的、安静的、心情相对舒缓放松的情况下，你可以好好地走近乃至走进这样的一个梦。

你好好体会一下：当我想到这个梦的时候，有什么样的感受？

当我回忆这个梦当中的某些情节的时候，它勾连起了哪些感受？这种感受让我的身体有怎样的变化？这时候，经由这种接触而不断地进行确认。

其实在我们的临床工作当中，无非就是帮助人不断地进行确认：你感觉到悲伤，那你能不能说说这是一种怎样的悲伤呢？你悲伤的时候，你的身体会有什么样的感觉？会出现怎样的画面？脑子当中浮想起什么样的语句？这些问题其实都是在帮助来访者不断地确认复杂的情绪。

当确认到一定程度，来访者就会知道这种情绪并不仅仅属于梦或者属于他人，其实更多是属于自己的。这时候，情绪就被整合到"我"的里头了。

一个东西在外面烦恼你，当然不会让你自在。如果你非常确定一个东西是你的一部分，你自己的胳膊、腿会使你觉得难过、烦恼吗？一些人被自己的影子吓倒，那是由于他不知道这个影子是属于自己的，而不属于别人。所以，诸种转化无非是使得一个人能够认可：这也是我，那也是我。这个情绪是我，那个情绪也是我。哪怕情绪和情绪之间存在着不一致和矛盾，我拥有复杂的情绪，这个矛盾也是我的。说到这儿，其实就要达到一种比较高层的整合了。

整合不一定是要整成某种具体的样子或实体，就像是把面粉揉成面团一样。这天上的云，如同我们的情绪一样，当我们体会认识到它属于天空，它其实就是自在的。你不会因为某朵云属于它自己而烦恼不已。当你走进一片树林，可以看到很多树是不一样的。这个树林也不属于你，当你在里面走，你就会看到不同的景色。即使同一棵树，你围着它转一圈，也会看到不同的东西。

情绪也是这样的。它们就像天上的云、林中的树一样，它其实不是我们个人的所有物，它们不是属于自我的，而是它们本身自发自在的。

我在这里格外说得夸张一点，是因为如果把这个道理想通了，的确能省好多事。这个愤怒是你的吗？你能不能从现在开始愤怒到死呢？不能。你会发现你捉不住它，它会来来去去。

开心的时候也是这样，"我好开心，我要让世界知道我这么开心，我要永远开心"。当你这样的时候，你是在试图把这种情绪纳入自我的领地，这其实徒增烦恼。

我们此前谈到苦的时候就已经说过，我们的苦就是没有得到的时候，想要之苦；得到的时候，害怕失去之苦；失去之后，思念之苦。如果你非要认可这个喜一定是自己的，那你其实就在苦当中不能自拔了。

我们在前期整合的时候，看起来把各种情绪都联结到自我，我有这我有那，我有这和那的不同；而在最后的整合阶段，至少在形式上好像又发生了一个逆转，这不是我，那也不是我。

这些情绪都可以穿越我。当我被"喜"穿越的时候，我体验到喜；当我被"怒"穿越的时候，我体验到怒；当我被"惧"穿越的时候，我感到害怕；当我被"嫉"穿越的时候，我妒火中烧；当我被"望"穿越的时候，思念好痛好痛；当我被"无情"穿越的时候，此刻真的好像没有什么感受。但这些东西来来去去，我们既不会永远地"喜"，也不会永远地"怒"。

　　我们要意识到，对于情绪，我们需要对它负责，需要整合它，同时又不必做它的主人。你妄想做它的主人，结果反倒成了它的奴隶。

　　你可能拥有一个很大很大的自我，但如果这个自我处于奴隶的位置，你没有办法获得自在。自在终究是一件值得追求的事情。

日常训练法

1. 观察体会云朵的变化，白云和乌云都可以。

日期	观察云之前的感受	观察云之后的感受

2. 建立自己的情绪笔记。当感觉到哀伤并且产生一些"自己不够好"的想法时，记录自己的心理感受。

日期	发生了什么让我哀伤的事情	我的心理感受

3. 觉察自己的嫉妒和羡慕。

目标人物	我的感情是羡慕还是嫉妒	这个人的什么事情或者条件引发了我的情绪	备注

4. 找一个合适的时间，邀请家庭成员进行家庭展望会议。

家庭成员	对自己的展望	对家庭的展望
自己		
伴侣		
孩子		

5. 分析自己记得比较清晰的一个梦。当你想到这个梦的时候，你有什么样的感受？当你回忆这个梦当中的某些情节的时候，它勾连起了哪些感受？这种感受让你的身体有怎样的变化？

梦的内容	
想到这个梦，我有哪些感受	
哪些情节给我带来特殊的感受	
描述这种特殊的感受	
这种感受让我的身体有怎样的变化	

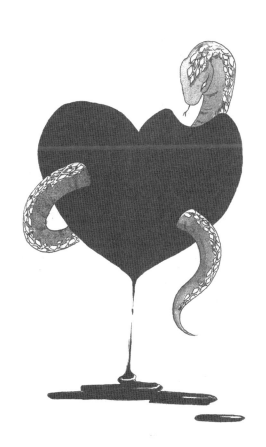

第一节
欲望推动着我们

 关 键 语

1. 我们产生情绪，背后一定有欲望的动力。

2. 当内在产生冲突时，内心是存在着两种相互对抗的欲望的。

3. 欲望是一种生命力、一种生命的能量，同时也可能使我们受折磨。

4. 我们可以保有欲望，同时不纵欲，让欲望自然而然地来去，成为生活中的推动力。

讲完了情的部分，我们接下来走进欲的环节。

情跟欲总是在一起的，它们之间有什么样的关系？有情的地方必有欲。它们两个可以说一个是动能，一个是势能，是密不可分的。一般来说，当我们的欲望被满足的时候，就会产生积极的情绪；当我们的欲望得不到满足的时候，就会产生消极的情绪。我们只要产生情绪，背后一定有欲望的动力。

我希望大家都是有情的人，尤其是当我们讲了情的部分之后，你们应该知道，哪怕连无情，其实也是一种情。我们人不光是情绪的动物，也是欲望的动物。

我们要认清欲望的真相，要有一个理智上的认清，理智上的认清不是很难。但是当我们在生命中真实地亲自处理欲望的真相的时候，这跟理智上的认清是大不一样的。

我们其实不想知道欲望的真相。因为一旦对它的真相有稍稍的了解，我们就容易知道自己并非自己的主人。而且我们内心并不是一块铁板，不是你想象中的那种完整的主体。

每当你内心产生冲突的时候，肯定存在着一对相互对抗的欲望，比方说，对于这本书，可能是想看又不想看。当你体验到冲突的时候，那很自然地，冲突的两侧一定有一对欲望。

欲望是如此无所不在，我们的生命可以说是被欲望所推动、支配的。就像我们此前所谈到的三种苦，当你没有某物的时候，你会想要，这就是一种欲望。当你拥有之后，你希望它跟你是一体的，它永远属于你，你永远与它联结，这不也是一种欲望吗？当失去之后，你又非常怀念，你希望能重新得到，其实还是欲望。

我们经常会把爱和欲放在一起。关于人有多爱对方这件事情，我们以最简单的，也是大家最乐意了解的爱情为例去讲述。很多过来人都知道爱的究竟是不是对方，其实是不一定的。有时候是爱"自己在这种情况下的状态"。我这样的状态有什么好的呢？这样的状态有很大的动能，它会让人感觉到自己是活着的。

你会发现，有些人每段恋爱之间没有任何的空窗期。"空窗期"的说法是我从来访者那里听来的。他仿佛在离开这艘船之前一定要抓紧另外一艘船。这就像是一件生死攸关的事情，欲望的火焰一定不能熄灭！他要在这里点着，等这里差不多的时候要马上为它续火。

其实人很多时候都是爱着自己的欲望。为什么我们很难在无聊当中待着呢？因为无聊的时候你感觉自己没有欲望。当没有欲望的时候，你感觉自己内在是一种死寂的状态，谁会喜欢死寂的状态呢？

你别看有些人在朋友圈里写，参加了一个什么禅修营闭关，回来之后感觉心里好明亮，一点杂念都没有。他这只是偶尔尝一口罢了。如果你告诉他这条路最终将通向没有欲望的地方，估计很多人都被吓死了——"天哪，我爱吃的肉还没有吃，想见的人还没有见"。

我们之所以活着，其实就是欲望的火焰在不断燃烧。每一个火焰燃烧的瞬间，其实就是这个火焰下一个燃烧的瞬间的重要缘起。其实这个不难理解，如果你点燃一支蜡烛，在没风的情况下，只要点一下，接下来就不用你再点了。我们人生有些时候做出一些举动，比方说恋爱、旅游，甚至与人争执，其实就是把自己这个蜡烛给点燃了。把蜡烛点燃，的确使得生命的一部分转化为光亮，照亮人生。所以，欲望其实可以产生智慧。如果你这个火焰是在亮着的，那你可以拿着这支蜡烛去看一看墙上有什么壁画[1]。

欲望其实可以转化为智慧，要不然我们为什么都需要保持一定

---

[1]墙上的壁画：这里是一个比喻。在我们看不清的潜意识里，我们可以借着"欲望的光"，看看潜意识给我们展现了什么。

的欲望呢？连求知欲也是一种欲望，欲望使我们活着，或者使我们有一种活着的感觉。

我刚刚说的似乎都是欲望的积极面：它是一种生命力、一种生命的能量。它的消极面其实也是很多的。很多人被自己的欲望所折磨。他们可能在日常生活当中还是处于比较正常的状态，但是他可能内心里受着煎熬。

有一个佛教徒的来访者，他非常难为情地告诉我，他电脑里既有一些色情方面的影片，又有一些佛经。这让他觉得非常不安，所以他只好把这些东西放到两个硬盘里，但放在两个硬盘里后还是不安。他其实被自己这样一种非常冲突的欲望折磨得很痛苦。

虽然这是一个比较特殊的例子，但是很多人内心其实都会有类似的折磨。我们的确不能像动物一样。我们一方面要成为人，另一方面需要保持一定的动物天性。如果没有一些动物基本的欲望的话，那人类也要完蛋。所以在各种文化当中，其实都做了一些顶层设计：如何让欲望既不是那种爆炸式的燃烧，也不是枯木死灰。

我们自己的思想源头里，比如儒家，其实是允许人有正常欲望的。比方说食欲、性欲，包括一些追求权力、自我实现的欲望。这些在儒家里都有合理的位置。

《易经》是儒家跟道家的共同的经典。哪怕你不是很懂，但能通读一遍，你一定会有所收获。其中很多地方会提醒你不能太过，所以发展出一些"礼"来控制欲望。其实这一套"礼"的系统仍然存在于我们的生活里。

我有一位来访者，她好几年时间都不谈任何与性相关的话题。

但她有一次谈到了对一个单位的同事有一些好感，我想我终于有机会可以澄清这一部分了。我就问她："你对这位男士有没有一些好感？或者一些恋爱方面的想法？"我的来访者突然面色大变，告诉我："那怎么行，不守妇道！"其实这个"妇道"的部分来自儒家，但在来访者这里已经很僵化了。

在道家，对欲望的态度就是自然的。道家以及后来的道教，提倡自然而然。所以它没有非常强调礼教，但是也不主张纵欲。道家思想认为，你如果有欲，你就用；如果你没有，你不要妄动。还通过一系列的修炼，使得你的欲望体系不枯竭。这样一来你的生命能量就会源源不断。

道家这一部分思想，与儒家的其实是不一样的。而原本来自印度，后来进入中土的佛教，它对于欲望的态度是比较复杂的。在最根本的层面上，佛教当然承认欲望是苦的来源。但是对于如何祛除这苦的来源，佛教的不同分支有不同的理解。在一些分支当中，非常强调禁欲的重要性，尤其是对于出家修行的人。而有一些相对而言较晚的分支，也整合了一些其他的思想。它对于欲望有一种要面对、要整合的态度。比方说非常重要的就是性欲和攻击欲。这两部分欲望尽管会带来很多的烦恼、不自在，但是它们的本质其实是生命的能量。

为了使生命的能量能够均衡，在这些教派里，其实也主张整合性欲和攻击欲。这跟精神分析以及分析心理学的体系比较相应。总体而言，精神分析对欲望并没有过分禁止的态度。弗洛伊德自己也说，一个人健康的标志就是又能够爱又能够工作。从这个意义上来说，爱跟工作其实都是需要一些欲望来推动的。

欲望推动着我们的人生，我们的人生轨迹其实就是我们欲望体系的一个展现。

第二节
食欲

1. 食欲是最为基础的欲望。

2. 在精神分析理论中，口欲期对我们的人格奠基有很重要的作用，我们对母亲乳房、乳汁的依赖能解释我们成人后的一些依赖行为。

3. 用正念的方式吃，有利于我们理解自己与食欲之间的关系。

食欲是我最爱谈的一种欲望，我把它放在第一位。俗话说"民以食为天"，这个天都塌了，还怎么了得？每天开门七件事——柴、米、油、盐、酱、醋、茶，这都与吃有关。什么时候看到缸中有米，这日子也就踏实了。

我们之所以能够生存下来，吃的确是太重要了。当然，性也很重要，但是跟吃相比，不管怎样都要放到吃的后头了。即使在生活当中，我们也会用吃来做很多动词的替代品，比如下棋也叫"吃子"，形容某些人比较贪婪，会说"吃相难看"，好像吃就是我们与宇宙、世界、自然的关系。在精神分析的理论体系里头，也把与吃有关的口欲期放到了最早期，也是最基础的地位。

我当然不能假定大家都读了一些有关精神分析方面的书，所以在这里就稍稍展开一下。把口欲期这个道理说清楚，有利于我们理解日常生活当中的很多现象。

你有没有发现，日常生活当中，有些人对某些物、人或者一些抽象的东西的依赖非常强韧、非常坚定。他就像婴儿，要咬着一个奶嘴。你不管是什么时候给他拔掉，哪怕是睡梦中拔掉，他一定会崩溃大哭。

这样的一种依赖，有点像我们在婴儿时期对于妈妈的乳房的依赖。在这个时期，我们跟母亲之间的哺乳联结代替了在子宫内脐带的联结，而这种联结又要努力保证婴儿处于一种内在非常稳定的状态。那就是该有的营养都有，该排出的废物排出了。这其实就是我们一开始对母亲的乳房的态度。

这个阶段的官方术语叫作口欲期依赖。我们对于生活当中的很多事情具有类似的态度。我们紧咬着某些东西不放，当然这个"咬"是一种比较隐喻的说法。这个时期，我们对于所依赖的对象的态度是：你是好的，所以我需要你。就像是一段关系中的两个人一样，你是好的，我需要"吸"你。你不只是可以"吸猫"，在这儿也可以"吸人"。

当婴儿长出牙之后，就不是纯粹的口欲期依赖了。古语有云，"蚓无爪牙之利"。爪牙对于很多动物而言是一种武器，我们人其实也有这样的武器，但是我们的武器不厉害。对于一个婴儿而言，他的牙齿真的是一件派得上用场的东西。做过妈妈的人都知道，有些时候孩子咬自己，他好像不是为了确认乳房在不在，而真的是有点泄恨的感觉。如果他感觉糟，那么通过咬你，他的这种坏的感觉就会神奇般地排到你这边。

这种对待世界的态度就是一种施虐。当然这是术语，不用一听施虐立马就想成一些吊打的画面。没有那么严重，这只是我们对于外在世界的一种态度。

我们会看到，有时候一对热恋当中的男女，他们对对方的态度在依赖和施虐之间非常快速地切换。对方时而是好的食物，时而是坏的食物。理解这些人际关系其实都是从食欲开始的，从我们的口欲开始。

我们一开始跟世界打交道的方式就是通过口唇。一开始我们世界的全部，其实也就是口唇所能够达到的地方。这一部分，它构成了我们人格的核心。所以提倡母乳喂养，的确是一件重要的事情。从生理学的角度而言，乳汁的确是包含了必要的东西。在喂养的时候，母亲的态度都伴随着这很好的乳汁，流到孩子的身体，也流到孩子的心里去了。这个阶段叫作口欲期，口欲期对于精神病理的解析有着非常基础性的作用。

早年经历就是我们对食物的关系。一些人在这个阶段有问题，于是他在人格当中就会有很多的口欲期依赖，甚至达到一种非常夸张的程度，就是"我要把你吞掉"。有时候小两口吵架，其中有一方会有这样的感觉：你这是要吃了我吗？

这些人的人格当中有这样的特点之后，他就有"吞"的特质。

不一定是吞饭，他不一定是非常贪吃，但他可能会囤货在家里。反正天天买东西，把这些东西买回来，哪怕不用，只要把它象征性地放到嘴里咬着，安全感就来了。有些人囤钱，有些人囤别人的赞美，这些其实都是一种口欲，是把某些东西作为重要的食物，有不断地将之吞掉的愿望。

有些人天天讲别人坏话，好像通过嘴能够毁掉某些东西。这其实就是我刚刚所讲的口欲期施虐在人格当中的展现。

我们的人格同吃这件事情有莫大的关系，尤其是对于咱们中国人来说。中国有一种吃的文化，外国朋友到了中国可能会觉得大开眼界，比如有些地方，村东头到村西头，某种东西的做法就不一样，甚至一条街都不一样。

我们好像把世界的美充分地体现在食物上，食物的色香味，一定要上佳。当我们吃的时候，宇宙万物、天地精华都通过食物进到我们的身心。这其实就是一种自我疗愈。吃不仅是摄取了一些营养，有些时候可能吃进来的也不是营养，它其实还代表着从外界摄取了某些东西，进到了一个空虚的身体里。

有一类来访者会说："当我难受的时候特空虚，特空虚的时候，我就特别想大吃一顿。当这些东西吃到我身体里的时候，我就感觉自己被慢慢地填满了。就好像一个泄了气的东西重新充了气，能够站起来了。"我们对于食物的态度，就通过这种自我疗愈的行为表现出来了。在正常情况下，很多人其实都会通过食物来自我疗愈。有些含糖量很高的食物，为什么吃了之后让我们感觉舒服一点呢？好像稳定了血糖浓度，我们感觉某一种威胁生命的危险暂时没有了。

但这种依赖达到病理性的时候，它可能会发展成暴食症。我简单提示各位，这可能是一种精神心理的障碍，而且它会带来一些后果，所以要留心。

当我们对这个世界的态度变成厌弃的时候，我们就不敢从中摄取任何东西了。这时候，我们不光对食物失去了兴趣，好像对整个世界都产生了一种厌烦的、排斥的感觉。我们不光不想吃食物，也不想"吃"人际关系，也不想"吃"新的思想。这时候，我们对这个世界就有一种拒绝的感觉。其实这种拒绝的感觉，也是来自我们食欲当中非常早期而深刻的部分。可以说，吃包含了我们人格的很多"遗迹"，很多活化石般的东西。也正因为这样，我们可以利用吃这件事情来改善我们自己。

有一种减压的方法叫作正念减压。正念减压通常有一个训练叫作葡萄干正念。这听起来蛮奇怪的。其实就是非常充分、带有高度觉知地去吃一颗葡萄干。大家不用特别介意我是不是一定要吃葡萄干，葡萄干应该吃白的、黄的还是绿的，这些倒是次要的。这个训练其实就是告诉你，当你在吃的时候，你要好好地、非常有觉知地体会你吃的这个过程。这个过程有很多好处和方便，由于我们大家都愿意吃，每天都要吃，所以对吃的观察很容易找到对象。

一些人会吃得狼吞虎咽，这其实不是他本人的食欲在发挥作用。很多时候，这是一种童年期父母的要求："你必须快！要吃得快！"这样的欲望在隔着时空发挥作用。他本人吃得虽然快，但是没有好好品尝，当他学会正念吃的时候，才知道生活的美味。

其实可以利用吃葡萄干这件事情，建立起对吃的一种觉知。深刻了解我们的食欲和我们食欲被满足的过程当中的身心反应，其实有利于理解我们对这个世界的态度。因为这个世界一开始跟我们的关系，就是吃与被吃的关系。

第三节
性欲

关键语

1. 性欲有很强的生物学属性，跟我们的繁衍密切相关。

2. 性欲有心理层面的属性，女性一般容易在性欲中收获融合的快乐，而男性一般容易在性欲中释放攻击性甚至支配欲。融合感和毁灭感都伴随着自我感的短暂消失。

3. 性欲也有社会层面的属性，宣扬欲望的释放有利于促进人们消费，使社会总资本增加。

4. 如果是单纯地使一种欲望充分张扬，会容易带来不平衡和冲突，使人不自在。

谈到性，性欲的部分可实在是太重要了。人类是有性生殖的产物。有性生殖，从非常简单的酵母就已经开始了。从像酵母一般的祖宗到你，这中间关于性的环节只要断上半环，你就不存在了。所以在生命之链中，如果谁想忽略或者否认性欲，其实是很荒唐的一件事情。

首先，性欲有很强的生物学的属性。性欲，一定是与肉身相关。在肉身里头，运行着我们的荷尔蒙系统。我们的荷尔蒙会在我们人生的某个阶段开启性欲的篇章。

以前赵忠祥老师解说的《动物世界》提到"又到了大地回春、万物交配的季节"。很多哺乳动物是有发情期的。与哺乳动物不一样，人没有发情期，人一年三百六十五天都可以当发情期。所有节日，中国的节日、洋人的节日，除了清明，都可以跟性挂上钩。人类的性欲几乎是无穷无尽的，而且还有柯立芝效应。柯立芝效应是怎么回事？男同胞们可能都知道，不知道的话可以自己查一下。好像上天在"设计"人的时候，给性欲的部分留下巨大的空间可供操作。这是怎么一回事呢？

我想，这应该还是与人类的繁衍密切相关。人类不可能像其他哺乳动物一样，一胎可能有四只小猫、十只猪崽儿，人类生个四胞胎就不得了了，一般只能一个一个生，而且人的妊娠期很长。按照生态学的理论，我们要维持足够的种群密度。如果一年只有一个发情期，或者是自发形成一夫一妻的结构，种群估计要完蛋。当然了，这是指生物层面，大家不要把这个意思听歪了。

我们应该会觉得，在性当中的男女双方看重的都是与美有关的属性。可是，美里头实在是太有生物学的意味了。你尽管有这样的欲望，你也知道如何行使这样的欲望，可是你不太能够想清楚欲望背后的算法。

女性的腰臀比是一件与美有关的事情，可是它也与生殖力挂钩。对于男性而言也有很多指标，这些指标还并不仅仅是体格方面的。

有一个词来自进化心理学，叫作亲本投资。一个女性不光要看对方基因怎样，还要看对方愿意在基因上投资多少，所以要反复试验对方是否可靠。如果他只是配合生下了孩子，而这个孩子没有被成功地养到性成熟期，那这家的基因就不会再增加新的拷贝数了。这一期的生殖其实是"无效"的。在我们性的欲望背后仿佛有很多"天的想法"，这使得在性欲当中的人感觉有些时候身不由己。身不由己的背后有算法。

其次是心理层面。对于性欲的心理学，精神分析流派知道的实在是太多了。相比较其他的流派而言，精神分析的临床可以说"又黄又暴力"。很少有学派对于性的讨论，可以像精神分析学派这般大胆、深入、彻底、细致。我们临床当中经常会听到与性、性欲、性幻想、性行为、性关系有关的话题。

从心理动力学的层面来看性的话，它的内容极其丰富。你会发现有些人在性欲的达成当中获得的是一种融合的快乐。一般而言，女性有此种快乐居多。而男性，他们的性欲背后可能是一种攻击性，或者说得难听一点，可能是一种支配欲、掌控感。当然，在比较极端的情形下，它可以是极具施虐性的，乃至导向毁灭的。

无论是融合感还是毁灭感，其实都伴随着自我感的短暂消失。为什么在一场性爱过后人会感到放松？因为在性高潮阶段，这个自我就不存在了。在性之外的空间里，你想方设法地维持你的自我；在性当中无论是融合还是毁灭，你想暂时干掉你的自我。

这也是与一种更大的状态联结。这种更大的状态其实属于自在体系的一部分。在这个时候，人达到一种与某种更大的纯粹体验联结的状态，这其实是一种自在状态。当然了，很多人觉得性只是性，他不会想到这一点。

但是我们在临床上反复地听，就会发现，原来在这个性里头追求的是一种剩余价值。除了性快乐之外，它有剩余价值。通过纯粹的自慰，男性跟女性都能够达到性高潮。我们为什么要同另外一个人一起做爱？这其实也是一种非常原始的与人合作的方式。很多人在性行为上出问题，其实也反映出他在合作这件事情上有障碍，可见性欲背后有很多除了性之外的东西。

在有些人的性幻想里，对方只是某种欲望的即刻满足，他不必是一个人。尽管是跟一个人在做爱，但是对方最好是一件很高级的、有温度的玩具。这种情况，从精神分析的客体关系理论来看，是处于部分客体的时期。

有些人能够在性行为当中体验到自己与另外一个人的一种非常深刻的联结感。这种情况下，其实是与一个完整的客体在联结。通常人在亲密关系当中，比较容易有一种与完整客体的联结感。

但是，很多人其实在完整客体的联结里体验到另一层的焦虑。这说起来有点复杂，可能存在着一些乱伦焦虑。乱伦焦虑说得直白一点，就是男性会在无意识层面觉得自己的性爱对象其实就是母亲。对于女性而言，则是父亲。所以他们尽管享受亲密，但这个亲密不是情侣之间的亲密，是一种亲子间的亲密。到了性这个阶段，一下子就卡在性欲上了。这将会唤起非常强的焦虑。

这也会导致一些人在婚姻里没有办法享受性。而在婚姻外的性关系里，也就是俗称的出轨里，对应的那种部分客体才能使他享受性高潮。这种情况我们在临床上是屡见不鲜的。

说到心理层面，很自然地就会提到社会层面。你考察整个人类史，你会发现在不同的阶段、不同的时期、不同的民族、不同的区域，对于性的态度非常不一样。

但是在近两百年，全球对于性欲都存在着一种解放、肯定、张扬、实现的态度。从人类史的角度而言，这来自古希腊。从比较近代的角度而言，它来自资本主义的身体观、关系观乃至性欲观。只有把每个人的性欲都解放出来，人才会不断地追求自身在性当中获得的快乐，对不对？

他要获得快乐，必须生产和消费。一生产和消费，社会总的资本将增加。所以在上层建筑层面，必须去除前资本主义社会在性以及个人享受性欲上的种种障碍。

很多广告有很丰富的性暗示，比如杜蕾斯的广告。即使一些酒、房产、汽车、衣服等广告词的字里行间也都在告诉你：性是好的，请尽情地实现你的欲望吧！

这使得人类的性方面的潜能得到了前所未有的张扬。这带来另外一个问题是：究竟是人"实现"了欲望，还是欲望"实现"了人？后者甚至可以说欲望"使用"了人。

其实有些人在性上完全没有任何障碍，可是他却会有一种巨大的不满足、不自在、空虚的感觉。这是由于他并没有真正地"欲望"着欲望，他只是"被欲望"着。这听起来有点拗口。

正像要把不同形式的情整合在一起一样，欲其实是同样的道理。单纯地使一种欲望充分张扬，无论是食欲、性欲，还是权力欲，其实都会带来体系的不平衡。体系的不平衡自然会带来冲突。冲突将使人不得自在。

所以对于欲望，它的解决之道其实也是：成为欲望的主人，并且使欲望的体系整合、平衡。这在性方面格外重要。

第四节
权力欲

关键语

1. 我们可能会借由疾病而获取权力。

2. 权力跟我们的安全感、归属感相关联，所以会有个人放权来成就集体的现象。

3. 一个团体中看起来没有权力、虚弱的人也很可能是最有权力的人。

4. 我们想不被权力欲所控制，需要觉察哪些权力欲是被塑造的。对自己的欲望多一分了解，也就向自在状态更近一步。

说完了性欲，我们来说一说权力欲。

权力可以是狭义的、看得见的，比如我们日常所说的"谁手上有权"。它也可以是一种广义上的权力，从广义上而言，我们人人都有权力。在权力里其实萦绕着非常多的主题。

你所能够看到的亲子关系，其实不完全是一种温情的关系。亲子关系里有非常多的权力争夺。为什么在青春期的时候一些乖乖仔、乖乖妞都会变成看起来要毁了、要完了的一代？这其实是开始了一场权力的拔河。所以说亲子关系，究其一生都伴随着权力的斗争。

伴侣关系乃至婚姻关系，可以说从一开始到入土，都伴随着权力斗争。可能在热恋阶段没有这种感觉，这个时候融合感、联结的欲望占据了主要的地位。从热恋到婚姻过程当中，可能就不光是两个人的权力斗争，有时候两个家族都会进行权力斗争。

我听过这样的例子。在吃酒当天，娘家人跟婆家人动手打架了。你想想，这婚姻是一个什么样的戏剧化的开端呢？家庭中，无论是纵的亲子关系、横的婚姻关系，还是一个小家庭与一个家族之间，其实都充满了权力的斗争，其背后充满了追求权力的欲望。

权力的欲望实在是太重要了，它与一个人最基本的生活方面的需要相关联：依恋、自我效能感，乃至于最高级的自我实现，可以说权力欲渗透在马斯洛提出的人的需求层次①的每一层。

权力欲分布在我们生活的方方面面，它甚至也分布在我们内心的每一个部分。当我们内心冲突起来的时候，其实是内心的不同部分在发生着权力斗争。这个权力的斗争可以由内在变到外界，也可以由外界的权力斗争影响到内在。但是在言语、社会的层面，我们倾向于不去谈它。好像一个人想拥有权力的欲望是不正常的，或者是不应该拿到桌面上来谈的。甚至觉得权力欲只属于英雄，不属于

---

①马斯洛提出的人的需求层次：人本主义心理学家亚伯拉罕·马斯洛提出，人类的需求从基本到高级排列为生理需要、安全需要、社交需要、尊重需要、自我实现的需要。

平民，或者只属于正常人，不属于心理有障碍的人。

我在这里要跟大家谈一个概念，叫作疾病的获益。细说起来有原发的和继发的获益，但是原发的获益我很难在这里说清楚，继发的获益比较容易说清楚。

比如一个还在上学的孩子，他如果患有心理疾病，不管是真的还是装的，对他而言，他在家庭当中的权重就会发生很大的变化。原来父母乃至于爷爷奶奶都对他有权力。但是当他生病之后，权力的双方就掉了个头，变成孩子拥有权力。他就像是被他的症状所加持一样。整个家的重心都会向孩子这边偏移。"我不想上学，我想要什么，请给我什么。"你会发现对于一个学龄期的、青春期的孩子，他有一条可以获得权力的康庄大道。

很多家长在这方面非常困惑。为什么会这样呢？可能由于一开始这个权力就是不平衡的，父母太把自己当作主人，太重视父母的权力了。在任何时候跟孩子的一番唇枪舌剑，最后都以"我是你妈还是你是我妈？""我是你爸还是你是我爸？""有你这样对你妈说话的吗？""有你这样对爸爸说话的吗？"这类话祭出撒手锏。

我们深受儒家文化所影响的家庭教养方式，赋予了父母这样的权力。搁在今天，你很难相信、很难想象在漫长的古代，父母对孩子有怎样的权力。别的不说，你可以看看《红楼梦》就知道了。《红楼梦》中的贾政对于宝玉有打板子的权力。今天，由儒家文化所赋予父母的权力，很大程度上被削弱了，被来自西方的教育影响所削弱了。

对于中间这一代人而言，其实有一个钻空子的机会。如果他想拥有权力的话，他可以声称是站在西方文化这一边的——"我们要平等，你要尊重我"。当他要逃避义务的时候，他又会站到中国文化这边——"这些都是父母的过错"。有一些人真的是这样想的。这种想法，尽管给他带来虚假的权力感，但最终使自己虚弱，所以并不可取。不过，当他们自己逐渐进入中年，对这个世界上的种种权力的现象了解清楚之后，权力观自然会发生转变。

我在前文已经提过，我们的权力与太多的因素相关，比方说与前面所讲的食欲和性欲就是有关的。在黑猩猩的群体当中，头领在食物和性对象上面拥有很大的权力。可见我们渴望权力，的确有很强的生物属性。权力能够保证我们的基因得到传递。接下来这个权力也有可能促使我们有一种安全的或者归属的需求。

这里头存在着某种悖论。有一些人会交出自己的权力，他为什么要交出自己的权力？是为了要形成团体。要形成团体的话，大家都交出一部分权力，把权力集中在首领那里。这样的话，这个团体所能做的事情，仿佛我间接地通过与团体融合、认同，我也能做了，我就获得了一种归属感。

这其实是人类社会很重要的现象，我们会交出权力，以便获得一种神奇的权力。其实在人形成家庭的过程当中，在亲密关系里，至少在形成亲密关系的早期，双方可能都是非常愿意放权的："这个卡归你，这个也归你，那个也归你，我没有任何秘密，我整个人都属于你。你具有对我的权力。"

从这里你就能够看出在最小的团体——两个人的伴侣关系上面，就存在着我刚刚所说的动力。所以这种"放权"能够在更大的

团体当中发挥作用，也就不奇怪了。我们要留意，一个人总是说
"我这也不行，那也做不到"，你听到之后可能会觉得"这个人好
弱，这个人怎么一点权力都没有"。你要考虑，他有可能在底层拥
有一种神奇的通过融合控制别人而获得的权力。这种权力很巧妙
的。有时候清官难断家务事，难就难在这个家族体系当中，看起来
最没有权力的人，有时候拥有着最大的权力。

有很多例子在我脑子中飘来飘去，有些时候你看到一个家庭的
受迫害者，会觉得非常可怜。但是如果你看到了真相，这个人没准
拥有最大的权力。有时候我们看一些媒体所报道的事情，其实只看
到了其中一方面，我们会很容易归因说一个人拥有的权力不够，但
是往往不是这样的。

权力有明的有暗的。我们的权力欲，有时候以一种我们根本就
不知道的方式，实现了它的目标。

父母对孩子拥有巨大的权力。但是他们应该知道，这个权力
只是某种来自"天"的权力在他们身上的实现。倘若他们真的认
为"我生了你，就拥有控制你的权力"，到后来他们往往会被孩
子反制。

一个家庭当中会有一些莫名其妙的情绪，也有一些来路不明
的权力欲望。要把这些东西理清，真的是很不容易。从我刚刚举
的这些例子，大家就能知道，一个人看起来很有权力，但他可能
最没有权力。一个人可能对权力有非常强烈的欲望，可他压根不
知道自己其实是"被欲望"的对象。就像一只鱼鹰一样，它不断
地去找鱼捉鱼，但是不知道它之所以这样做，是由于有人专门饲

养它去这样做。

如何能够成为自己权力欲望的主人呢？我们真的要好好捋一捋自己身上这些想拥有的权力，究竟哪些是导向自我实现，哪些纯粹是导向别人的实现？想清楚这一部分很困难。就像广告一样，这个社会充满了一些神秘、诡异乃至阴险的欲望的引诱。有时候，为了实现融合以便获得一种虚假的权力感，我们甚至会交出对自己很重要的权力。

人的内心出现精神心理障碍，其实是一件好的事情。它会促使这个人思考自己的欲望体系，以便使自己重新做自己权力欲望的主人。他想拥有自己，这是一种非常高级的欲望。可以说很少有人能够认识到它，能够实现它的人就更少了。

第五节
联结欲

关键语

1. 人类这个大集体，是靠不断地联结而得以发生的。与人联结不代表脆弱，而是一种能力。

2. 不仅是人类，即使是猴子这类动物，也不仅仅是有食欲等生存欲望，同样也会有情感联结的欲望。

3. 我们与他人联结的原型，通常就是与自己母亲联结。根据与母亲早年的联结情况，会发展出安全型依恋、回避型依恋、焦虑型依恋和紊乱型依恋。

4. 生活中的很多麻烦，究其根本其实是与人联结的麻烦，我们可以观察一下自己对人际互动的态度。

自然界有两种力量，它们正好形成一对：一种是使元素集合在一起的力量；另外一种是使这种集合物走向分散的力量。

如果大家能够回忆起初中化学的话，你们应该知道有化合反应和分解反应。其实化合反应就是一种联结的力量。当氢气在空气中燃烧，氢原子和空气中的氧原子就会结合形成水。当然了，水也可以在电解的作用下重新分解成氢气和氧气。人类这个集体之所以形成，其实就是靠不断地联结才得以发生。

我们的身体其实是一个不断联结的过程。人之所以成为人，其实很大的一个因素就是，我们跟其他人有着各种各样的关联。如果一个人在生命的早期跟人联结不够，他可能就没有办法发展出持续的与他人联结的能力。

与人联结其实并不代表一个人是弱小的或者不足的。恰恰与之相反，与人联结是一种能力。

谈到联结，有广义的联结。我们的食欲就是自身与食物联结，对不对？性欲是我们与另外一个人的身体联结。权力其实也是联结。在权力的系统当中，你就会有上线，有下线。当然了此处都是比喻的说法，这些上下线都会让你感觉到自己处于某种联结当中。

在此处我们着重要谈一谈与人的情感联结。有一种人，看起来与别人没有什么情感联结。不知道大家了不了解孤独谱系障碍，它的通常的说法就是自闭症。自闭症有非常严重的情形：对他人完全没有反应，别人在他的世界里跟一个移动的物体没有区别。一个人非常富有意义的话语，在他听起来可能跟噪声没有区别。

在这种极端的情形下，他们看起来对他人没有任何联结的欲望。有一些程度较为轻一点，其实他对于人还是有联结的欲望。但是他没有办法通过社会性学习，学到一种恰如其分的联结方式，比方说他会大吼大叫，或者突然上去拍别人。这种不恰当的联结行为通常在社交情境当中不会得到正向的强化，久而久之，他可能又不得不退到一个人的世界里去了。所以在极端的病理性情形当中，你会看到一些人没有联结的欲望。

在日常生活当中，如果一个人陷入抑郁状态中，你也会发现，他与周遭的人联结减少。在正常的心境到抑郁心境的转化过程当中，你会发现一个人的食欲、性欲和权力欲都减退了。他不再那么喜欢吃自己平日吃的东西，他对于性爱、社交也没有兴趣，他可能把朋友圈也都要关掉。他可能逐渐停止与外在世界交换能量。这个时候你会发现，在这些欲望逐渐弱化的背后，是一种与世界联结的欲望逐渐地消失。

我们要很慎重地看待联结欲，因为它的确是一种非常基础的欲望。如果这个基础性的欲望受到了阻碍，变得弱化乃至消失，就会出现各种各样的病理性情形和情绪上的困扰。

我们与他人联结的原型就是与自己的母亲联结，也有一些是替代的"母亲"。心理学家做过一个实验，哈洛的猴子实验。有两只大猴子的模型，一只是铁丝做的，它有奶瓶；另外一只没有奶瓶，但是它是毛茸茸的，是一个母猴的样子。小猴在饥饿的情况下，会选择去铁丝猴那里吃一点奶，但是它稍稍吃一点之后一定会到毛茸茸的猴子这里求安慰。这体现的就是一种联结欲，可能比食欲还要更基础的与母亲联结的欲望。

在正常情况下，我们对于母亲会自然有一种渴望、友好、接纳、共同享受的态度。当母亲离开的时候，我们相信她会回来。当她回来的时候，我们相信她依然会爱我们。这样的一种相信，使得我们不光对于母亲有这样的依恋的欲望，对于他人可能也都会有一种自然而然的联结欲望。你可以想到，这样的孩子长大之后，能够比较容易形成一种亲密的关系。由于他处于一种安全型的依恋当中，他对于别人有一种恰如其分的联结欲望。

但是也有一些孩子，当他母亲出去的时候，他可能没有很明显的反应，继续玩自己的。这种情形，跟我刚刚所讲的自闭还是不一样的。当母亲回来的时候，他可能也会比较漠然地看母亲，并不太急于分享"妈妈，你不在的时候我做了这些"。他看起来抑制了对于母亲的联结欲望，这样一种依恋叫作回避型的依恋。

在另外一种情形当中，当母亲要离开的时候，他会非常焦虑。他会觉得必须加强与母亲联结，才能够使得母亲留在身边，所以他没有办法自己玩。当母亲走后，他仍处于焦虑的状态。当母亲回来之后，他可能会哭泣，因为这时候他内心的母亲的态度就没那么稳定了，可能有非常强的一种"什么也做不了，也没有办法同母亲回到一种共同玩耍的状态"的感觉。他可能非常黏母亲。

在这种情况下，你就会看到一种可能被过度激活的联结欲望——"我就是要与你联结，联结之后做什么我现在管不着，求你一定要同我联结上"。这种情形其实孩子会非常焦虑，通常这样的焦虑也能够感染到他的母亲，让母亲没有办法再次出去。

除了这两种不那么安全的依恋——一种是抑制了联结的愿望，一种是过度激活了联结欲望，还有一类孩子会进入一种特别失控和紊乱的状态。他时而拒绝，时而控制，时而气愤，完全地进入一种紊乱的状态。这时候，可能他的联结欲望进入一种忽大忽小、时有时无的状态。通常，这样的状态对于孩子、母亲都非常糟糕。

　　所以，我们需要留意自己与外在世界联结的欲望，它很大程度上与我们的第一抚养者母亲有关。因为一开始母亲就是世界的全部，或者说几乎全部。这个世界究竟有多大？地球是围着太阳转，还是太阳围着地球转？这些知识对于孩子没有用处。

　　我们需要利用这个依恋的原型来理解成年人联结欲望的系统。我们会发现，在成年人的亲密关系互动里，经常会出现：如果我发一个微信，对方没有回，这个时候内心的戏就冒了出来。有些人会格外担心，他会设想一些非常极端的事情发生在对方身上。比方说，对方是不是出车祸了，对方在这个世界上还存不存在。

　　这类人对于他人是不是能够持续地存在是没有信任的。他可能跟对方获得联系之后，首先就是确认对方在哪儿，当对方回答完的时候，他只要获得一个定位，好像跟这个人的联结就已经实现了。他甚至不是那么关心这个人在做什么。

　　另外的一种情形比这种情形好像要高级一点，他会非常担心对方对自己的态度是不是一如既往地稳定——你是不是仍然重视着我？你爱不爱我？你对我的态度有没有发生什么样的变化？在这种情况下，他可能非常在意这个人回信之后的态度，并且非常敏锐地推测：你是不是不想跟我联结了？我是不是不好，让你觉得跟我联结在一起是一件坏的事情？接下来他可能就会有一种想象当中的被抛弃感：对方不想跟我联结了，我接下来该怎么办？

　　这样的来访者，有时候可能会出现一种非常悲惨的意象：这个世界里只有他一个人，所有的人都背对着他，或者所有的人都在他身边走来走去，完全没有意识到他的存在。他可能会非常自恨，接下来当他遇到心仪对象的时候，他没有勇气去联结。所以我们同这个世界能够有一种健康的、不多不少的、比较有弹性的关联，这其实是与他人能够有能量、信息和爱的交换的前提。

我们要看一看，平时跟人互动的时候，我究竟哪一部分特别渴望对方？当我渴望对方的时候，渴望对方什么样的态度？然后你再套用我前面所讲的四种依恋类型，就可以看到自己与他人的联结方式了。

有些时候，外在的麻烦，其实说到底只不过是与人联结的麻烦而已，所以这个问题值得好好思考一番。

第六节
分离欲

关键语

1. 分离欲与联结欲是辩证统一的。有联结必有分离。这种欲望贯穿我们一生。

2. 从出生开始，分离也就开始了。

3. 在人生各个阶段可能都会出现一些心理问题，我们可以观察是不是分离欲对我们的影响。

4. 如果恐惧分离，很可能难以顺利进入人生下一阶段。

5. 在晚年，我们更容易发现人生本就是充满分离的。

6. 实际上，死亡也不全是坏的，它的存在，意味分离的结束，某种意义上是完满人生必不可缺的。

分离欲一定是存在的。理解这一点，对于中国人而言实在不是一件难事。因为我们知道万事万物有一种辩证统一性。如何理解这件事情呢？假设你从A地到B地，当你到达B地的时候，其实就跟B地联结了，对不对？但是这个时候，你一定是与A地分离了，要不然你怎么出得去呢？所以你只要有新的联结行为，一定在不断地发生着分离。其实成长这个过程，就是联结欲和分离欲不断地共同发挥作用的过程。

大家在朋友圈中读到的鸡汤文里头也会说：成长是不断地告别。它没有强调成长是不断地联结、不断地到达、不断地获得。分离欲的确值得好好说一说。

当我们从母体当中出来，其实就跟母亲的肉体分离了。子宫内的环境实在是太完美了，哪怕我们都不记得了，但是可以说这是所有幸福感的源头，总的源头。因为里面什么都有，就像天堂一样，你想要的都会有，你的代谢废物都会被排除。你一天天地长大，直到分娩的时候，你与母亲就分离了。

在这个时候，你与你独立的身体、独自运行的系统联结的同时，与母亲就分开了。一些心理学家会说出生其实就是一种创伤，所以几乎所有的孩子呱呱坠地的时候都是哭的。

从起跑线开始，接下来他必须很快地继续分离。比方说，在第一个月内，母亲跟孩子之间的相连可以说简直是子宫内环境的模拟。这个时候，母亲全心全意地沉浸在这个新出生婴儿的内在状态里，婴儿所有的需求母亲都能神奇般地立即满足他，所以他完全不需要意识到外在世界的存在。但是过了几周之后，母亲的回应便不会是一开始的这种完美形式了，所以他就要与一开始的这种无比全能的婴儿感发生分离。

在这之后，其实有一连串的分离。比方说断奶，断奶是一件很重要的事情，因为孩子出生之前是通过脐带跟母亲联结，孩子出生之后，口腔跟乳房之间这种吮吸哺乳的关系，就部分地代替了脐带的功能。断奶之后，连这一部分的关联也没有了。

断奶意味着什么呢？说明孩子不得不走上独自的旅程了。我们前边谈到过食欲，食欲非常深刻的部分，其实就是在断奶前后形成的。那么，接下来他还要面临分床、独自排泄。再长大点后，他要独自爬着去另外的一个房间，开始走路，进幼儿园。

进幼儿园的时候，要面对一个非常陌生的环境。他可能有半天到一整天的时间，没有办法见到自己的母亲。在这个时候，你能够在幼儿园的门口看到非常悲伤的、凄惨的孩子的表情。

所有对我们连续性的打断，其实我们都不爱。可是，这种不断分离，其实就是不断地产生不连续感。正是因为这种不连续感，我们得以同母亲乃至家庭之外的世界越来越多地联结。所以，这种不断分离的欲望，其实就是不断成长的欲望。我们想与某件事情分离，这其实不完全是一件坏的事情。从大的方面来讲，这就是不断地分离个体化的过程。

到青春期的时候，我们的分离欲望进一步加强。青春期有哪些重要的特征呢？青春期会有帮派行为。从此之后，我认定自己的身份并不仅仅我是某某家的孩子、我爸爸是谁，而是我属于哪个帮派。

一开始非常重要的帮派，就是男生一个帮派，女生一个帮派。再接下来，他们会有偶像崇拜的行为。这与帮派行为其实是联系在一起的，因为崇拜同一个偶像的人，自然地就成了一个大的家庭或家族。

我记得，当年我在大学给一个中学生做家教的时候，一进他的房间，我惊呆了！在这个房间，你能看到的所有地方都是关于周杰伦的物品，从天花板，到床上的抱枕，到用的笔，到身上的衣服，到台灯罩。在这个时候，通过对偶像的强烈认同，他进一步拉开了他与家庭的距离。一种自然的生长趋势，使他把"某个家里的孩子"的形象引向一种模拟的社会。这其实都是后来社会行为的一个小小的训练。

在过了青春期之后，孩子就要面对高考。通常而言，高考之后他将去到离家比较远的城市。我们会留意到，有些青少年是在高考前后出现精神心理问题的。其实这是因为他没有办法协调分离与联结的矛盾。他可能对于未来的世界充满着恐惧，没有办法与之联结。也可能家庭存在着某种危机，他是麻烦的解决者，他不放心走，所以他被迫使自己陷于一个"我是家庭当中的孩子，我还不是一个准备走向社会的人"的角色，这就会诱发一种分离欲和联结欲之间的斗争状态，会带来一种心理上的问题。

在大学里，很多人都加入社团，会参加一些社会活动。这使他们进一步与更广泛的世界联结，同时也与孩子气的部分分离，为接下来进入婚姻家庭做准备。

如果想婚姻能够顺利地进行，其实要有一个前提：婚姻中的双方与各自的原生家庭分离的程度是够的。这不代表他们跟原生家庭一副老死不相往来的样子，或者说隔着大半个地球。他们完全可以在同一个城市，甚至同一个屋檐下，但是他们内心要有较高程度的分离。

当这种分离比较完善的时候，两个人在一起就会结成一种比较轻松的、直接的关系。要不然的话，就像我在前面讲家庭环节的时候所说的，"一张婚床上躺着六个人"。这里头的权力斗争就不可思议了。

所以，我们要进入一个家庭，其实前提是"出家"。注意，在这里"出家"是代表使自我从原来的家庭当中分离出来。

其实，缔结家庭之后就会生育。生育之后，其实我们也是告别自己的一个孩子身份，只要我们没有生育，我们其实可以纯然地在一个孩子的状态。

当我们生育的时候，我们其实就告别了无忧无虑的"两个人吃饱，全家人不操心"的状态。很多人在这个阶段，其实也会出现一些分离的问题。他没有足够的与这种孩子状态分离的欲望，或者说对于将要到来的自己的孩子，没有联结的勇气。所以在这个时候又会出现一系列的问题。如果在这个问题的解决过程当中，人能够进一步地与年轻单身或者未育状态的自己很好地分离，他的人生就会进入一种更多的联结状态当中。

自己当了父母之后，其实就被嵌入社会的一种基本单元里头了。由于我们的社会的基本单元就是这样一个家庭，借助于这种基本单元，通过孩子的圈子，你又跟其他的家长及老师广泛联结。从一方面来说，这会使得人生的复杂程度空前增加。从另外一个角度而言，如果你能够顺利地过渡到这个阶段，人生的丰富程度也就会比较高。

人生当中比较有挑战性的环节，就是"上有老，下有小"的阶段。在这个时候，你可能每天都要在不同的状态之间切换。当这种切换发生的时候，其实你更加能够换位思考，从他人的角度来思考问题。希望如此。

当这一部分发展目标达到之后，人生进入中年阶段，然后又要面临同自己父母的分离了。可能有早的、有晚的，但是终究我们会面对这样的一种分离。很多来访者，是由于面对同父母分离的时候，内心还有很多情结没有修通，就会来咨询。有些是自己的孩子将要重复当年的自己离家求学的过程，来访者可能也会受某些情结的影响。

当然，最终我们的人生慢慢就进入"晚成"阶段了①。这意味着我们同自己健康的身体也在逐渐分离。生老病死，其实是一个自然的过程。早晚有一天，你会发现身体越来越不好。这时候，身体虽然并没有立即进入朽坏的状态，但其实也是一个不断与自己的身体告别的过程。

这通常会激发一些中年危机或者老年危机，会带来一些问题。当然了，如果我们能够克服这些问题，那就可以进入人生的一个比较圆满的阶段。在这个时候由于我们的人生变得丰盈，所以对于分离不是特别恐惧了。

一个人到死亡的时候，他其实放下了很多在这世间的羁绊，只有在这种情况下，他才能够达到一种自在的状态。所以死亡并不是一件全然坏的事情，它里头包含了一种完满、大自在的可能性。这个目标其实很难实现。但是，的确古往今来有很多人实现了这样一种大自在。

---

①晚成：此处指晚年、有些成就的时候。源自"大器晚成"。

第七节
无欲

关键语

1. 无欲的情况中，不见得是我们达到了真的"无欲无求"的状态，很可能是我们害怕自己的欲望。

2. 我们会害怕自己的食欲、性欲、权力欲、联结欲。

3. 无欲的表象下，一般是欲望的蛰伏。

4. 如果对欲望不停地压抑、压制，我们的生命自由度会越来越低。

5. 我们可以留意一下，自己是不是过上了一个看似佛系实则干巴巴的生活。

看过无情那一节，再来看无欲这一节就会比较容易理解一点。很自然地，此处的无欲并不是真正地达到了得大自在的那种程度，而是这些欲望的流动受到了阻碍，这使得这个人的生命力没有办法体现出来。

提到生命力，好像很多人都会觉得这是一件好事。但是生命力的确有它阴影的面向。生命力同时也就意味着某种破坏力。

欲望其实既有生命力的部分，又有破坏力的部分，所以很多人对于自己的欲望持一种害怕的态度。这样的害怕的态度，有时候是意识化的，有时候不是那么意识化。

但是当"无欲"发生之后，你就会发现这个人慢慢地就变成一个看起来没什么欲望的人。就像是流行的"佛系"一词一样。

为什么我们会害怕自己的欲望呢？因为欲望驱使着我们做事情，而驱使本身其实就是一种苦。如果你意识到的话，你就会发现，在随欲望实践自身的过程当中，这个人本身好像是一个工具一样。

此前我们谈过食欲，有时候，你大口地吃非常好的东西，但是过后你发现自己的肚子很难受，这个时候好像就是你身体的一部分在渴望这些美餐，但另外的部分在拒绝着。所以从食欲上就能够看出，我们对于美食并不总是欢迎的态度。比较极端的情形就是厌食症。患有厌食症的病人对食物有一种深深的憎恶的感觉，这对于比较喜爱美食的人而言，完全无法理解。这其实就反映出一个人的自毁冲动已经占据了主流，想杀死自己的欲望这时候占据了主导地位。

吃是一种非常基本的维持生活的欲望，我们一旦在自己的生活当中遇到非常重要的事情，这种重要的事情可能会让我们觉得性命攸关的时候，我们在吃上的欲望就会相对减少。很多人看中医的时候，中医总是要问你吃得怎么样，我们如果检视自己的生活，看自己对于美食是否有着适中的欲望，就可以看到我们的身心体系对于外界的接纳程度如何。因为这是最基本的摄取能量的方式。

其次是性欲，有些人对自己的性欲是否定的。对自己性欲否定，不见得没有性行为。有时候甚至会走到一个禁欲的反面，他可能有非常多的性行为。但是如果你同他探讨这个过程的感受的话，你会发现他缺少与性相关的愉悦。就像我们以前所说过的，性里头有与他人联结融合的欲望。如果一个人对于跟别人融合，或者甚至是简单地联结，都感觉到畏惧的话，他也不会在身体的层面上去跟另外一个人太过纠缠、太过亲近。

还有一些人非常担心自己在性当中所具有的施虐的部分。这个并不仅仅限于男性，女性在自己的性体验当中一样可以体验到施虐的部分。一个人在性当中体会到自己具有攻击性，这一点可能与他长久以来对自己的认同不能够和谐共存有关，所以他对性欲会有所拒绝。

而且，社会一方面非常鼓励性欲能够达成，另一方面它的条件却不怎么具备，有方方面面的原因，经济的、社会的、道德的、风俗的、法律的，这就使得一些人干脆否认自己有性欲算了。据说在日本，很多人就表现得像没有性欲一样。有些人由于比较强的"道德超我"，会把任何放纵欲望的行为都视为洪水猛兽。他们在日常生活当中非常禁欲。不过，如果你留意他的梦的话，就会发现他的梦可能揭示了他所压抑的欲望的真相。

说完了我们可能会对性欲拒绝而达到一种假性的无欲状态的情况，再来说说权力。其实很多人也不追求权力。当然了，从人生境界的角度来说，一些人真的是觉得权力的有无完全无损于他们的完整和自在。另外一些人，其实是惧怕权力的。他会担心自己拥有权力之后，自身一些破坏性、支配性的部分可能就会显现出来。所以每当他即将拥有权力的时候，都会感到恐惧。他可能非常惧怕升迁，因为升迁将会使他拥有权力。

在他没有权力的时候做不了的事情，有权力之后，他就有可能做到。他可能对于这种可能性会有一种很深的忧虑。所以他也会拒绝相信自己其实是想拥有权力的。这些人在职场当中可能是拒绝的。你会看到，他在另外的场合未必如此。他在家庭当中，可能非常渴求获得权力。

对于权力的欲望也可以拒绝。有些人自己其实是做父母的，但是他觉得自己不应该行使父母管教孩子的权力。其实这也是对权力的一种拒绝，他不知道做父母本身的确拥有这样的权力，而且要把这样的权力用好。

还有一些人会在根本的层面上拒绝联结的欲望。他可能在自己的生活当中保存着非常底层的下线的联结。剩下的联结对他而言，从小处说是麻烦，从大处说像是一种有毒的东西。他们不见得是真正的自闭症或者孤独症患者，但是当他与人联结的时候，会有很多恐惧的感受。比方说，一些人对于和别人对视是有一种恐惧的。其实与人联结很自然地体现为目光的交流。在一般的社交场合当中，目光交流其实是很重要的礼仪。

但是，害怕目光交流的人，他可能会有两种动力。第一，只要与别人的目光一联结，他就好像被别人所影响。就好像是他连到了一个不该连的Wi-Fi或者蓝牙上。他会感觉到与对方的目光联结对他而言具有侵入性，所以他马上要回避开来。另外一个不敢与他人联结的原因是害怕。他觉得自己内心充满了一些坏的、肮脏的、混乱的东西。他非常担心，只要与别人联结，这些东西就会被别人发现。

我在自己的临床当中，有时候就会问这一类来访者："当你和别人目光联结的时候，你是更担心自己某些东西从这种联结里出去，还是更担心一些东西从外边进来？"你会发现，对于这种联结的恐惧里头，其实是有两种不一样的动力的。他们会在生活当中尽可能地不与人联结。这个时候，他就保持一种自我内在相对平和的、不受影响的状态。这样一来，其实生活也就被局限在比较小的区域里了。

我们如果想成长，其实需要同外在世界进行能量、物质、信息的交换。交换也就意味着我们跟其他人肯定是有接触的。当然我们讲的与人接触，并不是说你要使自己过分社会化，好像天天都在与人接触。这些社交性的接触，跟我刚刚所说的与人联结并不是一回事。有时候，社交性的接触恰恰是作为一种防御——"你看我已经与人有这么多的交往，我其实不是一个自闭或者内向的人。这样一来，我就不必面对混乱且孤独的心了"。

你看，我们尽管存在着我刚刚所说的这一系列的欲望，但是由于一系列的挫折，我们也可能从欲望的世界里撤回，表现得像是无欲无求一样。人在这样的状态里，有没有达到自在呢？你不能说完全没有。当他的生活处于外在比较稳定的情况下，可以达到一种自然的平衡状态。

但是，当他的生活发生比较大的变化，比方说角色变化、环境变化、人生阶段变化的时候，由于他没有与外界有很好的能量交换，他很难从一个平衡平移到另外一个平衡那里去。他的欲望其实也并没有真正消失，而是在他的内心处于蛰伏的状态。但由于很长时间没有去看自己的欲望了，所以他完全没有与之互动的经验。当这些欲望在一个新的景况当中突然冒头的时候，这会引起当事人巨大的惊慌。

一个人突然发现自己有很强的攻击别人的欲望，一个人突然发现自己有非常强的性欲，可能是在原来的关系里体验不到的。这个时候，在惊慌之下，他就没有办法去整合这些欲望。他的心就会回撤到一个更小的区域。这带来的后果就是，他对自己的欲望产生一种更深层次的压抑乃至拒绝。如此一来，他的生命自由度越降越低，最后变成悬浮在这世界上的一枚茧一样。

所以，我们谈无欲的时候，一定要注意，可能对于大多数人而言，并没有真正修炼到无欲无求的程度。这些人其实对自己的欲望很难看到真相，而且也没有办法学习着与之互动，并且把它们整合到自己的整体人格当中去。其实存在着整合欲望、完善自身、得到小自在的可能性。但是需要留意，我们完全有可能背道而驰——过着一种佛系却干巴巴的生活。

下一节就是关于如何整合欲望的建议。

第八节
"欲"火重生

关键语

1. 我们被欲望折磨，想从欲望中解脱。或许我们可以借着欲望的力量获得自在。

2. 欲望其实不是我们的敌人。所有使我们苦的东西，其实也像无尽的宝藏。

3. 我们可以通过欲望了解、探索自己的潜意识，看见自己的人生。

4. 人内在有许多部分，各部分之间的不协调会引发冲突。

5. 我们有能力看见自己内心的"众生世界"，去接触、倾听、认可我们内心"众生"的疾苦。

6. 欲望的自由来去，会帮助我们的人格变得越来越丰富、越来越有动态性。

当我开始要讲如何从欲望当中解脱、"欲"火重生的时候，其实我觉得很为难。因为这样的一个目标，我自己还远未达到。但是我始终相信，我们是可以从欲望当中解脱的。

使我们不自在的东西，其实说到底就是欲望。如果父母不是对孩子有欲望，他们不会生下我们；如果我们不是对生活有欲望，就不会走上人生的旅程；如果我们不是对这个世界有欲望，便不会"侵入"它、"使用"它，然后同我们的同类竞争。而且，我相信大家其实也都是带着欲望来阅读这本书的。我也不知道，我所写的这些东西有没有使各位感到满足，对各位有没有用。

好像只要我们一有行动，就身处于欲望的洪流当中。我们被欲望所折磨，感到深深的痛苦。如果想从欲望当中解脱，我们必须学会像冲浪一样，借着欲望抵达彼岸。

在这里我想到了一位著名的波斯诗人鲁米。他对于欲望是怎么看的呢？他说的是："我们应该迎着欲望而去，然后让它像河水一样漫过我们的身体，在一波一波的欲望中间，让其转化为无形。"我觉得他的很多想法，跟来自印度的其他思想，比方说印度教和佛教密宗的思想是一致的。

欲望说到底，不是我们的敌人。如果我们没有食欲，我们的生命之链很早就已经断裂；如果我们没有性欲，生命之链也会止步于我们；如果我们对权力没有任何欲望，我们完全无法形成一个井然有序、有着强大生产力的人类社会；如果我们没有分离与联结的欲望，人其实就是各过各的，无法缔结家庭，也无法形成各种深刻的关系。

所有使我们苦的东西，它们其实像无尽的宝藏一样。

我曾经有位来访者，他非常爱抽烟。但是，当时他的身体状况使他不能够很自然地抽烟，家人也不允许他抽。在这种情况下，他的内心充满了痛苦。就像我们对于食物的渴求一样，他对于他所熟悉的烟草有着同样的渴求。但是当这样的渴求被全力禁止的时候，他变得更加执拗。当他走在街上的时候，即使一个小店里有一个不起眼的香烟柜台，他都能够注意得到。其实也就是欲望能够改变我们的认知，它会让我们对渴望的东西提升注意的敏锐性。

所以当他努力地遏制自己抽烟的欲望时，相反他发现自己的生活当中充满了烟。这反过来又加剧了他内心的冲突，因为他会感觉简直要同一个惊天的大浪搏斗。如此苦恼的时候，他来到我的咨询室。

咨询室一般是不让人抽烟的，但是这天我突然建议他在这里是可以抽一支的，但是要跟以往的抽法不一样。这一次，并不仅仅是要迅速使自己的身心恢复一个熟悉的平衡，还要好好地看看自己亲近烟、抽烟的过程。

接下来，我就等待着他。在每一个步骤之前，我都提醒着他观察自己的内心。当他快要拿出烟的时候，他感觉到内心有巨大的空洞感。这个时候，在想象里，仿佛烟雾能瞬间把它填满，给予他温暖，把他从孤独、无助、被误解的环境当中尽快地拯救出来。

当他开始把烟点着并开始抽的时候，他会有一种熟悉感。这种熟悉感仿佛是与自己的过去，生病之前的过去发生了联结。他会感觉在仪式化的行为当中，自己又变回了那个年纪轻轻的小伙子，无忧无虑地享受着烟草。他会发现在欲望里又一层与过去的关联。

当开始抽的时候，他会有比较高程度的觉知（在临床咨询当中被反复训练的觉知），他会感觉到由于已经长久时间不被允许抽烟，他的身体会本能地排斥烟的味道，哪怕只是一点点排斥。这个时候他就会留意到：原来我不抽烟之后的身体已经达到了一个平衡，而身体现在其实也想维护这样的平衡。

接下来，他在一种非常正念的状态中抽了这支烟。其实，正是在一种相对而言，不那么急促的一支又一支的抽烟状态过程中，他内心恰恰产生了一个又一个的欲望。比方说，他希望自己被填充，比方说他希望自己被联结，比方说他希望身心保持着某种连续性和平衡性。

原来在欲望里头，居然有这么多内容。可是，我们所生活的时代，像一把剪刀一样。其中的一个剪刀刃，逼迫着人要尽可能一支又一支地抽。而另一方面，又在烟盒上印上骷髅，或者是一张X光片，或者是一个肺癌病人溃烂的双肺。这两种行为都会使得人没有办法、没有时机看一看自己的欲望。

我们之所以内心会有冲突，是由于我们内在并不是一个连成一片或者像一块铁板一样的人格。我们的内心也像一个众生世界一样。在众生当中，有些有着此种欲望，有些有着彼种欲望。

但有些时候我们就无法面对这样一种乱糟糟的内在景况，会把我们整个人格交付给其中一个。其实这只是我们内在的一部分。当它占据了主体的位置的时候，剩下的欲望其实都很丰富，但是就没有机会表达了。所以，处在这样状态当中的人，他可能会觉得疑惑："我明明在满足欲望这方面没有为自己设置任何障碍，为什么内心会感觉到空虚且有如此强的一种不满足感呢？"

就像"欲望"这个词一样，"欲"是欠谷，"望"要看着。为什么我的内心仍然处于这种渴望的状态呢？当然了，与这种状态相反的一方面，就是否认自己的内心有这样一个"众生世界"——"我哪个都不听，我哪个都不满足，以免在我的内心带来一场纷争"。

我们如果对自己怀着深切的关怀，一种基于悲悯、尊重，同时也有束缚的关怀，我们应该像刚刚所说的这位来访者一样，使自己的生活稍稍慢下来，但并不是一个静止的状态。

这样一来，我们在日常生活当中，有很多时候可以与我们内在的众生的欲望挨个打照面。我们像一个非常好的领导一样，去倾听我们内心"众生"的疾苦。只有这样，我们内在的每一部分才能被认可。当它们被认可的时候，就没有必要像发生一场夺权的争斗一样，争先恐后地进入行动的状态。

而且，在与我们的欲望沟通当中，其实内心不同的欲望之间也就有了沟通的可能性。这就像你是一家之主，你非常耐心地同你家里的每个成员沟通，久而久之家里的成员其实是会相互沟通的。最后家和则万事兴。

我们内心其实也就像一个家一样。我们要学会照料它，但是这种照料并非纵容，也并非禁止。而是我们要挨个地与我们内在的欲望接触、认可、联结，继而把它整合到我们整体人格当中去。这样一来，我们的整体人格会变得越来越丰富、越来越有动态性。

在这里，我不由得又想起我精神上的偶像苏东坡。他一生当中有很多经历，我担保各位读者没有经历过，而且我也不希望你们经历。但是他在每一种景况当中，都没有采用"纵"或者"禁"的态度，而是真正地享受。他甚至把生活的苦难也视为一种无尽的宝藏。所以他把一生当中所有逆境的场合，黄州、惠州和儋州视为他人生的福地。正是在这样一种相对贫乏的境遇里、一种相对的饥饿状态中，这时候他才有可能从别人的欲望体系中摆脱出来。

因为他在朝中的时候，他可能是在别人的欲望体系里。哪怕那样的欲望体系是善意的，但他可能终生无法做自己。但是在逆境当中，这时候没有人指望他了，他有充足的时间同自己的欲望相处。

当然他也会感觉到饥饿，也会感觉到贫乏。当他在饥饿和贫乏状态的时候，他相反更能够融入与周遭的互动中，他更能够从身边的人和物当中摄取能量。有猪肉就吃猪肉，有荔枝就吃荔枝，有生蚝就吃生蚝，而且不光自己享用，他还把这样的一种美好的东西分给外界。这样一来，一种非常生动的欲望穿过了他、成就了他，并且使周遭的整个世界都进入一种自在的状态。

虽然我目前完全没有达到这样的状态，但是哪怕站在山脚，遥望山顶，我也觉得这是世间可追求之事。所以，我愿意把这样的一种有关自在的愿望分享给大家，因为这也是一种很重要的欲望。

日常训练法

1. 你可以回头看一看自己的人生轨迹，看它在什么地方转过怎样的弯，它是否陡峭？然后你要思考一下，在这个弯当中，在人生的这个阶段，哪些欲望是你的引擎呢？你甚至可以思考一下，什么样的欲望驱使着你来看这本书呢？

岁数	最明显的欲望	为了这个欲望我做过什么事情

2. 尝试用正念的方式吃东西，充分感受、体验吃的过程和味道。建议记下自己在吃的过程中，身体的反应和情绪的流动。

食物	身体的感觉、反应	心灵的体会、感受

3. 觉察自己想拥有的权力，哪些是导向自我实现，哪些是被塑造去实现别人的愿望。

对生活中哪些事情我有权力欲、控制欲,想拥有话语权	我对此欲望的思考	这种权力欲是为了自我实现还是实现别人的愿望

4. 自己平时跟人互动的时候,是在哪一部分特别渴望对方?可能是渴望得到回应,可能是渴望有人能聆听,可能是希望得到赞赏,可能是希望有人陪伴……当自己渴望对方的时候,渴望对方是什么样的态度?

人际互动的对象	人际互动中,我渴望什么	我希望对方是什么样的态度

第七章

心理困扰与自在

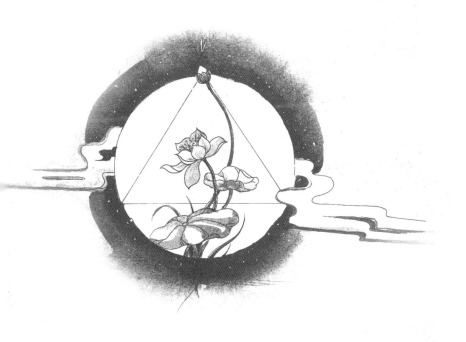

第一节
从心理问题中学会自在：觉得自己有心理问题怎么办

关 键 语

1. 我们在心理问题中也能够学会获得自在。所谓的心理问题，其实只是因为跟大多数人不同。实际上，每个人的人生也不需要一直都追求跟别人保持一致。

2. 心理问题解决之道是"病瑜伽"，其要点在于和自己的心病和谐、合一。

3. 把病看成是自己的一部分，更有利于我们从中认识自己，以获得长远的帮助。从这一点来看，越早发现自己的病越好。

4. 与病和谐相处并从中学习，也是一种历练，能帮助我们迈向自在。

这一节要谈的是：遇到心理问题怎么办？当然我们的结论是：在心理问题当中学会自在、求得自在。按理来说，这一节最好是放在第一章，但如果没有前边的铺垫，要理解接下来的内容其实是有一些难度的。

心理问题完全不是一件稀罕事，官方的数据都在。哪怕你不考虑官方数据，在自己朋友圈里也经常会听到。现在有关心理问题的病耻感其实已经降低很多了。我们发现，事实上被心理困扰所折磨的人很多。

那如何界定心理问题呢？其实有很多个标准。一个比较强势的标准就是统计学的标准：你跟大家都不一样，你就是异常。哪怕大家其实也都挺异常的，但是他们异常的方向一致，所以他们就是常模。如果你跟他们不一样，那就是你有病，而不是他们有病。对这种说法其实也比较难反驳，要不然你说什么叫有问题，什么叫没问题。

当然，我们与这样的说法要保持适当的距离。很多时候，我们身上这些所谓的异常之处，其实要么本身就是超常之处，要么将会发展成超常之处。

一个人遭受了一些心理方面的困扰，这给了他一个锻炼心智、增加心量的机会。当他从这样的问题当中恢复过来、解脱出来的时候，他的收获是什么呢？他的人生将拥有一种丰富性。一个人如果只是永远待在正常人的行列里，永远在"常模加减一个标准差"①里，那其实人生也挺没劲的。

我这么说真不是为了安慰各位。我陪很多人走过这段里程，

---

①常模加减一个标准差：常模是统计学术语，可以简单理解为正常的范围；标准差是统计学术语，可以简单理解为一个总体内部的差异程度。这句话的意思是说，在大家觉得基本正常的范围内。

所以想说：哪怕你精神和心理外显的、可以测量的部分都在常模里头，但是还有一个很重要的标准，那就是你的主观体验。

主观体验这个东西，如人饮水，冷暖自知。有时别人觉得你很正常，甚至还羡慕你，但是你主观上有一种困扰、不舒服的感觉是千真万确的。当一个人主观上感到难受的时候，才会去寻求帮助。帮助有很多种，吃药是帮助，烧烤、撸串也是帮助。我所提供的帮助主要是什么呢？

我提供一种叫作"病瑜伽"的东西。听起来有点神秘，大家知道瑜伽都是在风景很好的地方，有一个很好的姿势，这跟生病有什么关系呢？每当我们有心理困扰的时候，就会对困扰这一部分有以下想法："这不是我的，我不知道从哪儿来的，它好烦，快点帮我把它赶走。"瑜伽的本义是相应、合一的意思。所以我提供的这个药方叫作你要与你的病合一。

你为什么会感觉到不舒服？那就是你把心理上的困扰视为是异己的。通俗一点讲就是你觉得它不是自己的。如果你在体验层面上深刻地认识到它跟你是一体的，那你这些"一定要把它赶出去，欲除之而后快"的愿望也就很自然地没有了。

那么"病瑜伽"是怎么一回事呢？它有六句口诀，每一句里头都有"观"字。我要拿出来先说说，所谓"观自在"，你不观怎么自在呢？

第一句叫以我观病我有病。观来观去，是我真的有病啊。认识到我们的确有心理问题，很困难。尽管一些人都已经被诊断或者问题很严重，但是他仍然处于一种"但愿我没病"的心态。

谈到"有"的时候，我要摊开来说一说。"你有着病"和"病有着你"是两种不同的状态，前者是你大病小，后者是病大你小。我们经常会在"病有着我们"的时候感觉到痛苦不堪，想赶紧反制、逃离。其实反复看我们的病，最后就能够看成"我有病"的状态。我们跟病的关系就是：我观你，我有你。不要小看这样一句话，通常完成这样的转化，需要的时间是以年为单位的。

真正知道自己有病之后，其实就没那么折腾，没那么容易怪罪别人，也没有那么着急了。"你有着病"的背后有很多的原因，不是想去掉就能去掉的。

顺口溜的第二句是以病观我病有我。你如果好好地看自己的心理困扰，你会发现你的心理困扰像有独立的生命一般。它们在折磨、折腾着你。它们时隐时现、忽大忽小，它们也像一个又一个的"我"一样。这个时候，你就知道你得的病不简单。比如一个人马上要高考了，他突然就心因性失明了，那接下来就不是怪自己准备不充分，而是怪失明了，尽管眼科和神经科的大夫都看不出来毛病。

这个病就很有意思，很有心理学的象征意义。你如果要在每一个症状里头都能看出有一个主体在，这所需要的时间单位其实是以年计数的。很多人能够完成前两句，他已经很自在了。他自己无非就是生活在众生中，也没什么大不了的。你看不看得见，其实它们都在。

第三句就高深一点：我复观病我是病。我看来看去，发现我的每一个部分里其实都有症状的因素，甚至连自我也是被家庭情结塑造的。病是被家庭情结塑造的，我当然也是，所以我复观病我是病。

然后，再站在病的角度来反观我，便有了第四句：病里寻我病是我。哪里有病呢？这些其实都是你。这个时候，你就意识到，你不是一个连贯的、统一的、你以前所认为的清楚明白的个体。你很复杂，内部乱糟糟的，是一系列"众生"的一个集合。

其实里头也没有真正的主人，有时候，只不过你的病里头有一个比较强势。生活景况换了之后，可能另外的一部分就强势一点。好多人由于这种"交接"工作进行得比较风平浪静，所以他没有意识到自己其实在不断地变化。就像是一艘船，比方说就叫"自在号"，从深圳出发，然后到了新加坡换了甲板，到了班加罗尔换了船舷，又到了非洲东海岸换了桅杆，到了好望角可能引擎都得换了，然后再刷一遍漆，但它还是叫"自在号"，只不过换来换去，你没有留意到而已。

接下来的第五句听起来就很玄乎了，叫作观至病我不二时。一会儿你以我观病，一会儿你以病观我，观着观着，这两张图就完全重合了。这个时候，没有一个要治病的我，没有一个要被治的病。因为已经没有区别了。

接下来理解最后一句就不困难了，叫作既无病来亦无我。这时候已经不是小自在，而是大自在了。当然这个"饼"①很漂亮，但是目前还挂在天上。

---

①饼：类似于"画饼充饥"中的饼。此处指一种理想状态，一般来说较难实现。

所以一个人有心理方面的疾病或者问题，我内心，很不人道地，是有一些喜悦的。别人痛苦，你为什么喜悦呢？其实这个时候可以转化人生，以病为道，迈向自在之旅程就开启了。这个情况下，你才能够真正地做你生命的主人。因为你经历了搏斗，才有资格当船长，你有资格当船长，这艘船的名字才会以你命名。

而且，病发得越早其实越有利。一些青春期的孩子被愁眉苦脸的父母带到咨询室当中来。我首先要做的事情是，恭喜这对父母。谢天谢地，你们的孩子病发得比较早。

如果在父母的高压政策下，孩子还能看起来一路正常地走下去，可能到了国外的名校，在那个情况下，他内心脆弱的部分才暴露出来。到那个时候孩子再抑郁的话，所能获得的资源相对而言就没那么好了。所以他的问题早发出来，那就早"维修"。这样的话，他人生的一些隐患被提前给引爆了，这对于孩子终生而言都不是一件坏事，这可能有利于他找到比较满意的事业，有比较满意的婚姻。由于他内在经历了这个过程，他拥有了小自在，所以他不大容易再折腾了。而且他对于外界逆境的一种抗逆力、复原力，会比没有经过这一番锻炼的孩子们要好。

当然，父母一开始是半信半疑的，你要陪着他们走过一段路，他们才会知道你所言不虚。

第二节
认识心理问题：ABCRS模型

关键语

1. ABCRS模型是一个便于理解心理的模型。

2. A是情感、B是行为、C是认知、R是关系、S是系统。我们的情感、行为、认知会互相影响，而这三者及其影响都包含在关系之中，被关系所塑造。

3. 心理咨询的一个要点就是和咨询师建立良好的关系，如此可以正向影响自己的情感、行为和认知。

4. 系统可以说是我们所处的大环境，对前面四个因素都有一定的影响。对于系统层面的问题，我们可以尝试增加关系网来局部改变系统；也可以尝试调整自己、找准自己的定位。

我在上一节中所提到的"病瑜伽"听起来很高深，不太接地气，所以我接下来要提供一点比较容易上手的东西，就是认识心理问题的一个模型。这个模型是大概十年前，我还在一家心理医院工作的时候发展出来的，叫作ABCRS模型。

　　由于当时一下子接触了很多个心理学流派的做法，所以会有一些冲突感。我会想，能不能把这些学派对于心理问题的认识整合起来。当时就做了一些尝试。后来在自己不断工作的基础上又丰富了它。这一部分不光是针对专业工作者，对所有人其实都会有一个地图式的作用。

　　接下来给大家挨个来讲一讲。首先你们在一张纸上画一个圆，然后在这个圆的内部画一个等边三角形。其实就是一个等边三角形，内接于一个正圆。然后在外边再画上一个同心圆，如果你没有纸的话，在脑子里画一下也不难。三角形的顶点是A，左角是B，右角是C，内侧的圆是R，外侧的圆是S。卖了这么多关子，分别是什么呢？

　　这个A指的就是情感（affection）。它实在太重要了。那些来做咨询的人，据统计40%是有情绪困扰的。其实我们前面已经在情绪专节中讲过，很难找到一个完全不受情绪影响的人。所以情感在我们地图里非常醒目的位置。一些人的问题主要表现在情绪方面的困扰，焦虑、抑郁、恐惧，或者一些更复合的情绪，如羞耻感、悲伤感、孤独感等。

　　B就是行为（behavior）。一些人情绪上没有多大的问题，但他行为上比较麻烦。比方说他有成瘾行为，为什么会有成瘾行为呢？待会儿我会跟大家讲解。由于这个三角形是相互锁定的，他可能正是为了不体验自己情绪方面的一些困扰，才会用成瘾行为来克服情绪上的困扰。一些人就会有成瘾行为，一些人会有攻击性行为。在家里，他时不时就要动手。这个动手有些是自我协调的：

"我就是打你怎么着？"一些是自我不协调的："其实我是不想动手的，但是每次一遇到这样的情境，我不知道怎么着就动手了。"可见，行为这一项上可能会存在很多问题。

C是什么？C是认知（cognition）。其实这里整合的就是认知行为学派的观点。认知，有比较局部的认知，比方说自动性的思维，比如一上台，马上就头脑一片空白。在你头脑空白之前，你的脑子里有飘过什么话吗？"我不行、我不行、我不行……"就有类似的像是咒语一般的自动思维飘过去。

如果你同这些自动思维进行工作，你会发现这些自动思维都会收敛于四个核心信念。哪四个核心信念呢？我是不好的；我是没用的；我是有罪的；世界是危险的。

三个是形容我的，一个是形容世界的。比如"我不行"，你是怎么觉得"我不行"的呢？"我表现肯定不好。""如果你表现不好，那就会怎样？""表现不好，下面就会哄堂大笑。""如果别人一哄堂大笑，那你会怎么着？""我不行，我就是个没用的人。""你对于你是个没用的人，相信程度有多少？""这么着跟你说，99%。"

这其实就是他有一系列的适应不良的认知。现在你能不能理解我把它们放在一个三角形当中的用意？这是由于行为会影响认知和情感，情感会影响认知和行为，而行为又同时会被认知和情感所影响。所以这个三角形里头你只要一动，剩下的就都动了。它们共同内接于一个叫作R的圆中。R是什么呢？就是关系（relation）。我们刚刚所看的这些情感、行为和认知，其实都是被关系所塑造的。

你会发现，即使一个人有一种攻击性行为，他也不是对所有人一视同仁地攻击。即使他的自动思维是"我好糟"，他也不是在所有人的关系里都觉得"我好糟"。

它们三者就像是被固定在关系的圆边上。这个三角被关系这个圆所影响、所塑造、所规划，这是从负面的角度来说的。从正面的角度而言，它也可以被关系所影响、所改变、所调整，变得自在。如果他跟一个比较自在的人待在一起，就会形成一种你自在，那我也自在的关系。当他在关系当中有了充分的自在体验的时候，那么他在三角形的三个点——情感、行为、认知上的异常可能自然地就消失了。

一个人去寻找心理咨询，其实他内隐地相信自己在情感、认知和行为上的不适感，是可以在一个新型的关系里被调整、矫正、接纳的。一些来访者会说："你即使能改变我，你改变不了我的世界。我的世界里我爸妈还是那样。"那我就会回答："我已经是你世界里的一部分了。你的世界原来有这样的关系，现在增加了一个新关系。一旦增加了这个关系，你这个三角形就得跟着动一动了。"所以这个关系，是我们心理发生变化的很重要的缘起。病是因关系而得的。怎么治呢？那就是依关系来治。

最终，当他在跟我们的关系里获得自在之后，就学习到了：世界上不是所有的人都像我爸妈一样，"普天之下皆你妈"？不是的。有人是不一样的。而且在跟一个不一样的人的互动当中，我也可以是不一样的。我的体验不一样，我的行为不一样，我的认知也不一样。

这就是一个新的认知。接下来他对这个世界当中的其他人就会更有信心。这其实很自然地就到了外边的系统层（system）了。即使是关系，也是装到系统这个大圈里头的。

这个系统包含的方面很广，你的家庭、家族，你所接触的宗族、文化，社会经济情况、意识形态，其实全都在这个系统里。这个系统对于你形成怎样的关系，其实有一些预先的规划。

有些人只是觉得自己有ABCR方面的问题，但他没有意识到自己处于一个对他而言不利的系统当中。他没有意识到这一点的时候，他就会把所有的过错算在自己头上。

我读过一句这样的话：当你谴责自己之前，首先要确保你的身边不都是傻子。因为你完全可能吸收系统当中的负面的东西，然后把它算在自己的层面。有些时候，你本身并没有什么问题，重点是你没有找到一个合适的系统，或者没有在系统当中找到一个合适的位置。如果你的位置错了，你整个ABCR这些部分全都被挤压乃至碾压，就会发生畸变，甚至破裂。所以有时候，这个咨询工作的靶点在系统而不在内环。

其实当你接受心理方面的帮助，或者你仅仅是看一看这本书，你的系统就在发生变化，因为另外一个人，就像我，带了我系统当中的一些视角、观点、假设来了。哪怕你不接受，但是它对你的系统产生了扰动，这些就是可变的机会。

其实可以把ABCRS模型转化为一张五爪图，它有五个维度。当我们遇到一些心理问题的时候，可以自己做个记录。你通过不断地画正字，你就知道你的问题主要在哪些方面。

你的问题主要在情感方面，这个爪子就会伸得很长。如果你的问题主要在行为方面，那你行为这一部分就很长。有一个很重要的口诀叫"天之道，损有余而补不足"。如果你的行为方面特别长，而认知和情感方面很短，套用刚刚的公式，接下来的方案是什么？

你需要对自己的行为做一些规范，以便把行为背后的认知和情感的部分给憋出来。最终，你这五个部分就比较均衡。这就是一个正常的状态，一个动态当中的正常状态。

一旦你完成了两个图的转化，我相信在这个过程当中你已经有所领悟了："为什么我关系这一部分会如此短呢？是不是我的关系局限在一个很窄的方面？我有没有去建设一个对自己而言比较有利的关系网？我是否病理性地忠诚于某一种关系？"这样一来，我们前面所讲过的四转向心，其实已经在暗中增长了。

第三节
解决心理问题的三种方法

 关 键 语

1. 处理心理问题有三种途径：与问题对抗、与问题对话、消融问题。

2. 与问题对抗致力于消除症状，但是当事人可能在潜意识里仍旧保留着这个病，在这种时候，仅仅对抗是很难有真的疗愈效果的。

3. 与问题对话致力于找到症结所在，以及症状要传递的关键信息。这样有利于我们发现问题的真相，引导我们的生活。

4. 消融问题致力于消除问题与正常的二元对立。我们不恐惧问题，也不贪恋某种所谓的幸福，这种对人生的各种可能性保持欢迎的态度有利于我们获得更透彻的疗愈。

谈完了认识心理问题的内容，我们有了一张把心理问题进行标记、定位的地图。接下来应该怎么解决呢？

其实解决心理问题分成三种方法，或者说三个阶段、三条途径。第一条是与问题对抗；第二条是与问题对话；第三条是消解问题或者消融问题。

这并不仅仅是字面上看起来这么简单，什么叫作与问题对抗呢？并不是说我们要与它进行一场战争才叫对抗，此处的对抗就是为了使之不存在，即你死我活。你哪儿不舒服，如果这个不舒服消除了，你可以说这个问题得到了消解。这是一种基于症状的、以消除症状为目标的思路。

有一个大的流派叫作基于循证的心理治疗。那就是我们要把问题作为靶点，看看有什么方法能够使症状减轻、消失。

放到上一节的模型当中，这个人如果有一些负面的情感、抑郁的体验，那针对抑郁的体验，我们就能够做很多方面的工作。比方说我们要看一看抑郁体验背后的自动思维和核心信念，其实就是在情绪之外的认知那里做工作；或者说我们要增强体育锻炼的强度，并且增加社交活动，这其实就是在行为的方面来做工作；或者是我们聚焦于这个负面情绪本身，使它充分地被体验，对它做一些聚焦的工作，可能抑郁能量在聚焦的过程当中就被代谢掉了，这个人可能就没有那么抑郁了。他在一些抑郁的量表上得分可能会降低，达到一个正常值。这就代表我们与这个问题对抗获得了成功。

如果是一个行为方面的问题，比方说酒瘾的问题，那我们可以对酒瘾这个问题采用行为上的矫正或干预。更多的时候，是在自己监控的条件下，对酗酒的行为进行干预。如果干预成功，人不像以前那么依赖酒精的话，其实这个症状就消除了。所以与问题对抗是以消除症状为前提、为目标的。

很多人只要到咨询室里来，或者到精神科医生那里去，他会想尽可能地快点把症状祛除，因为这个症状是一个不受欢迎的异己物、一个生活的侵入者。所以，就像发烧了要退烧一样，我们很自然地就想与之对抗。有些时候，我们的对抗是有效的。

有些时候，对抗效果并没有那么好，或者是一段时间比较好，过一段时间它又重新变回原来的样子，或者是它会从一个领域到另外一个领域转化。如果我对某一种东西有特殊恐惧症的话，可能经过一番与问题对抗的处理，对这种东西的恐惧就会消失。但是过一段时间，又会出现对另外一种东西感到恐惧和回避的症状。

当与问题对抗，不能获得全局性、永久性的胜利的时候，我们就要思考：我们对问题的界定是否简单了点？这会不会是一个比较系统性的问题？其实有很多因素影响着我们与问题的对抗能否成功。比方说形成症状之后，这个人其实是有获益的。说得简单一点，他得病有得病的好处。如果他没有这个心理问题，他身边的其他成员可能就继续以很高的标准要求他。

当他生了一个很有意思的病之后，周围的人就会很自然地放松这种要求。如果是一个青春期的孩子，他可以以病为借口不去上学。如果是一个成年人，他可能以病为理由不去工作。所以如果你三下五除二地把病给他消除了，他的权力就被削弱了。

请大家不要误会，仿佛这个人又懒惰又奸诈，专门想作践自己与他人对抗。其实不是的，他大多数的过程其实都是在无意识层面发生的。他压根没有策划这件事情。

如果你去指责别人，或者是在这件事情上指责自己，会没有效果，甚至适得其反。这是由于他所面临的困难比承载这个疾病要难很多。所以，得一种心理上的障碍，反倒成了轻松的事情。因此，一个症状可能不仅仅是这个症状本身，它有可能传递出这个人更深刻的一种困局、一种绝望、与人联结的愿望，或者是一种想做更真实的自己的愿望。

在这种情况下，我们仅仅去与问题对抗，包括我们与自己的问题进行对抗，是不能够获得完全的成功的。我们可能还会损失掉这个症状带来的一系列深刻的意义。所以，我们要进入第二个阶段或者对待问题的第二种模式，我们要与问题对话。

我们要看一看，即使把这个问题视为一个麻烦，它其实也有自己的生命。在你的生活里，它有诞生的时刻，它诞生之前有在你的生命里孕育的时期。我们需要对你症状的故事做一番细致的研究，以弄清楚是怎么回事。这样一来，我们就不是急于干掉这个心理问题，而是要与它对话。

我处理过很多中年危机的个案，他们其实一开始的诉求都很直接：快点帮我消除症状，或者帮我消除我孩子或者我配偶的症状，我要重新回到无比成功的生活里去。在这个时候应该怎么做呢？其实要不断地刺激他的四转向心，那就是从外界转向自己、从未来转向过去、从行动转向好奇、从实体转向缘起。当他的心能够有较大程度的转化的时候，他会对自己当前的障碍、困局有不一样的看法。

他会隐隐地觉得在这样的情况下出现这样的问题，仿佛有着某种用意。他同自己的症状、障碍对话得越多，他就会越来越觉得它真的不是一个简单得像身体疾病一样的疾病，它像是某个信使一样，传递有关人生很重要的消息。有哪些消息呢？可能前半生的成功是在一种不断地消耗生命能量以迎合他人这样的前提下才有的。在此基础之上，形成了一个病理性的自我结构。但是现在，这个结构有点摇摇欲坠了，也产生一些抑郁的体验，提不起劲来。

其实从积极的角度来讲，这是进入了一种能量节省的模式。如果你在能量节省的模式下，非要强制性开机，有可能会损坏掉你的机器。它提示着你，不要这般竭泽而渔，提示你重新定向，为了能够让你重新定向，只好先打你一巴掌。所以，你越看自己的病，就越能看到自己生活其他方面的真相。这就是我们对待心理问题的第二种做法。

第三种做法比较彻底，在根本层面上消融了问题。这怎么说呢？这并不是说我们要像鸵鸟一样，把脑袋埋在沙里——"我没病，我一切都很好"。不是这样的。而是我们对待心理障碍的态度发生了变化。我们不再把自己视为一个与问题对抗、对话的人，我们知道了生老病死是我们人生的有机整体。在这种情况下，我们没有一种对心境特别平和、特别幸福这种状态的贪念了。

因为我们一旦贪着这种快乐、轻松的状态，那不快乐、不轻松的状态就被我们视为有病的。我们便制造了二元对立。

当我们内心像一扇窗子一样，庭前花开花落，天上云卷云舒，各种各样的情绪和欲望，它们可以自由地来、自由地去的时候，其实我们也不再是一个问题的发现者、制造者、解决者。

我们现在受西方的文化影响很多，有些时候我们没有留意到西方文化里有一部分其实是先送来了病，然后才送来了药。这是由于它在正常心理状态和异常心理状态之间，制造了一个刻板的对立。

其实这样的对立，我们本身并没有特别在意。所以我们一开始就先感染了一种"对立病"，接下来就变成"我是一个有问题的人，我要对付这个问题，我要变回正常"。

如果你内心的层面是这样的内核，心理障碍肯定会像打不死的小强一样，你可能要跟它做一辈子斗争了。所以，回到一种最高级的解决心理问题的方式，我们还是要回归我们自己的传统。这个传统，是一个很大的容器，它所能够容纳的比你以为的要多，而且有一个非常丰富的精神世界会作为你的家园。

第四节
自在四愿

 关键语

1. 愿你体验到你的存在，尊重自己，感受自己。

2. 愿你体验到你存在的方方面面，你的生命可以很丰富，不仅是别人认可的方面，你的人生有多彩多元的方面。

3. 愿你体验到更大的存在。这样，病痛也只是生命长河及大千世界中的一小部分。

4. 愿你体验到与更大存在的关联。这个世界上不仅仅是你在受着苦，这个世界上有人懂你的苦，苦你所苦，而且能在苦里看到光明并想把光明分享给你。

有关自在的四个愿望，也叫自在四愿。

中秋节也叫月亮节，或者叫作月饼节，它象征着圆满。当天上圆满的时候，我们也期待人间处处是圆满的。古往今来，有多少人期盼着中秋节的到来；有多少古人在这样的一个日子里，望着天上的月亮发出良好的祝愿。在此书里，我也希望和大家一起对我们的人生发出良好的祝愿。

我们的第一个愿望是：愿你体验到你的存在。我希望大家在内心也默默地念诵它，只不过把你改成我——"愿我体验到我的存在"。

我存在，难道真的是一件天经地义的事情吗？其实不是。如果我们不希望自己存在的话，那我们可能真的就不存在了。或者说我们的存在是被异化的存在，只是对于他人而言的存在，甚至只是相当于别人的某种功能而存在。你作为一件有用的器物存在，但是没人关注你的存在。所以，当我们发愿的时候，第一个愿望是：我存在，不仅如此，我要体验我的存在。

我们第二个愿望是：愿你体验到你存在的方方面面。当然，大家要把你置换成我——"愿我体验到我存在的方方面面"。

一些人并不是完全体验不到自己的存在，但是他可能只能体验到自己那些被社会所认可的、被家庭所认可的、被他人所肯定的存在。这一方面并不是假的，如果你没有这一部分，那无论如何也不会体验到它。但是，如果只体验别人所认可的，我们就没有办法体验到我们存在的方方面面了。

谈到方方面面的时候，我更多指的是我们不那么自在的方面。可能一个人在人前非常成功、非常干练、非常决断，可能在人后有很多其他的方方面面，可能比较悲伤、孤独、愤怒、混乱，甚至比较不堪。

可以和你共同见证你存在的这一方面的人实在太少了，甚至连自己也没有认可"这些方面是存在的，这些方面是我的，我应该以平等的心看待我存在的这些方面"。

我们在临床工作当中，很多时候在干什么呢？我想说我们做的事情的本质其实就是和来访者不断地体验他存在的方方面面。他跟A这个人联结的时候，他有与A相关的方面。当他与B联结的时候，有与B相关的方面，依此类推。不是这些方面会经常出现，或者是被他所欢迎、所接纳，但是有时候遇到一些心理障碍，就逼迫着我们必须面对自己内心存在的方方面面。

我有一位来访者，他本人是医生。但是在他的梦中，却经常是要杀人的。当白天的时候，他肯定愿意认可自己作为一个医生的存在。但夜晚的时候，这种不断循环的梦，提示着：你不仅仅是医生，你还有这样的一个方面。

来访者对这一部分越惊恐，越想压抑它，这一部分的能量就变得越大，这样的梦变得更加剧烈，甚至在白天也会闯入他的意识。

我们作为咨询师，对于人类在内心作为攻击者、破坏者的存在，相对而言要熟悉一些。所以我们就有勇气和他一起，一点又一点地面对。当他能够体验到存在的方方面面的时候，他会感觉自己内在是丰富的。当他内在丰富的时候，他对这个世界就会有更多参与的兴趣。他在这个世界中的自由度将变大。

谈到世界，我们要谈谈第三个愿望：愿你体验到更大的存在。

我们的心，往往只能容纳它所习以为常的：我们看得见的、摸得着的叫存在，天天见的叫存在，不经常见的这些就不存在。所以当一种疾病、一种心灵的痛苦到来的时候，它就会不断地向你证明它比你大。你同它对抗的时候，招数可能不断地升级，但是也赶不上对方变强的程度。所以，只要人一生病，就知道自己不是这个世界的主人。这个病就比他大。

我们前面已经谈到过，我们在病当中可以看到病也是众生存在的形态。病仿佛有某种神圣性，它联结着通往我们内心的不熟悉的方方面面。通过病，我们自然就会知道，这个世界上还有很多更大的存在。我们就会生起一种敬畏心。

有一个视频是关于我们在宇宙当中的位置，从一个很小的区域出发，接下来是亚洲、地球、地月系、太阳系、银河系，乃至于银河系都变成背景上的一个点。当你知道存在之外另有存在的时候，那个被你看得天一般大的烦恼，它在如此大的背景下，自然就变渺小了。

我们在一起，发出第四个愿望：愿你体验到你与更大存在的关联。我们尽管在宇宙当中很小，连微尘都算不上。可是，我们同这些可见的、不可见的、局部的、整体的存在是联结在一起的。

尽管我写到这里的时候，还不知道各位是谁，你们在哪里，你们通过什么样的机缘了解到这样的一本书，但是我感觉到我和你们仿佛一开始就已联结了。我所有的来访者和所有的老师，联结成一个整体。那就是，这个世界上不仅仅是你在受着苦，这个世界上有人懂你的苦，苦着你的苦，在你的苦里能够看到光明，并且想把这样的光明分享给你。

这样一来，在黑暗当中，一盏又一盏的灯就逐渐亮了起来，我们就能够见到越来越多更大的存在。当我们看到的时候，其实就与更大的存在联结了。

　　这样一来，我们作为主体，体验到巨大的孤独。而在这种孤独的背景下，我们其实体验到与这个世界无比广泛、深刻、细腻、丰富的关联。这样一来，我们的心就变大了。

　　当我们看着天上的月亮的时候，我们知道它照亮、启发过无数的人。通过月亮，我们和无数的人想要圆满、自在的愿望就联结起来。这样的愿望从小愿变成大愿，我们的心也就随之广大。可以说，我这本书的用意便在于此。

　　宋朝有位思想家叫张载，他的名句之一是"大其心，则能体天下之物"。我把它翻译成英文是"Enlarge your mind, embody the world"。当你的心能够变大的时候，你的种种不自在，就不再是你的敌人，它们只是这宇宙的一部分，就像月亮一样，有阴晴圆缺，有自己的规律。我们人其实就有悲欢离合。就像苏轼所说的一样，"人有悲欢离合，月有阴晴圆缺，此事古难全"。原来，这种不随我意的变化，本身就是这个世界的一部分。

　　我们的心情的确犹如这天上的月亮。当圆满的时候，有圆满的美。缺的时候，其实月亮还是月亮。我们要体验月亮的方方面面，也要体验我们心的方方面面。所以，在本书即将收笔之时，我希望和各位一起共享这四个愿望，并且使这些愿望的种子在内心被我们好好地照料，以便它长成大树，庇荫我们。

　　希望大家都能够获得属于自己的那份自在。

日常训练法

1. 在纸上画出文中提到的ABCRS模型（以下图为示例，你可以做更详细的批注）。

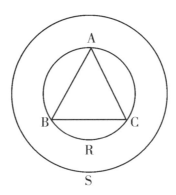

2. 当对这个模型有一个直观的认识之后，记录自己的心情档案，看看自己的自在和不自在可以归类到哪个因素中。

3. 统计各个部分的频次（可画正字统计）。

维度	A情感	B行为	C认知	R关系	S系统
统计					

日期	遇到的或回忆到的事情、我的心情	归类到哪个维度

后 记

由于疫情的关系，近日我禁足于室内，所以有时间读了读这部由即兴口述整理而成的书稿，并写下此篇后记。说实话，我很期待这本书尽快与大家见面，因为连我自己都从这次阅读中受益匪浅。

2012年12月31日博士毕业论文答辩那天，我的学院内读书生涯画上了句号。由于毕业后没有选择在体制内工作，所以对于博导让我把博士论文《心理治疗的哲学研究》整理成书的要求一拖再拖，拖到今天也没下文。我的确有读书的冲动，没有多少写书的冲动。天下的好书已经太多了，每天都有数不清的出版物问世，就连自己专业内的新书我都看不完，甚至连浏览一遍目录都是个任务，所以本人实在不想给各位添麻烦。

然而缘分真是不可思议。武志红兄约我在他的平台上讲一门面向大众的课，一开始我谈不上多热心。心理咨询与治疗是我的专长，在这个专业范围内我已经比较胜任了，对于面对大众则不是很有信心，也没有什么经验。然而他和他的团队的请求很是诚恳，专门请我去了一趟他在广州的寓所，四个人泡上茶慢慢交心。我原本的计划是按照《易经》的六十四卦来讲，一个卦一个主题讲一节，聊开后发现这个想法很不现实。《易经》对于今天的大众而言早已经不是"通识"的一部分，这种讲法估计"卖不动课"。武兄和他团队的小孔、小郑并没有被我的迂腐弄得失去耐心，我们差不多又沟通了两周才形成了这个系列的大纲，双方都有不小的让步，也应了我文中提到的"你我说了都不算，但不妨碍磨出一个好课"的"积极悲观主义"理念。

录课对我而言是轻松自在的。我的确有这方面的天分，即便是专业课或专业会议，我也不备课或准备文稿，基本上全是即兴发挥的。你要问我有没有什么秘诀，那只能说是"信任自己的无意识"。每次录课时，进入书房关好门窗，点一支不赖的沉香，泡上一壶熟悉的岩茶，然后打开录音笔就开始了。我一会儿坐在椅子上，一会儿在房间内踱步，所以未处理的音频上还有我喝茶的声音及在木地板上的脚步声。音频文件一个个发过去，我的师弟郑海龙亲自转录整理，大大保证了准确性。然后就是请我的几位老师写推荐语，除去武志红兄亲自写的推荐，我的老师们钟年教授、吴和鸣教授、曾奇峰医生、王浩威医生都"布施"了不少溢美之词，读起来令人脸红。

课程上架之后，我会在后台看听众的评论，这是个意外的收获。平台上放出来的一般都是积极的评论，后台可以看到一些有意思的评论，比如说我的声音难听、语速太慢……这些都是"炼心自在"的机会。我既然来讲自在心理学这个主题，那这课也是讲给我自己听的，品读这些比较"火辣"的评论正是活用自己理论的机会。好在平时在临床工作中已经把神经锻炼得比较大条，所以并不会记挂在心里。写这篇后记的时候，我又登录了后台浏览了一下评论，发现居然还有新的。

有听众评论道——

"体验自己的存在，体验自己存在的方方面面，体验自己更大的存在，体验自己与更大存在的关联"，是张老师讲课的发愿，更是听者从这个课程中应当收获的真谛。人的生命不仅仅是肉体和精神，还包括了与这个世界方方面面的关联。所有的感知、情绪、欲望、认知都与我们同方方面面的事物联结这一行为密切相关。在听到张老师讲"联结"这个问题时，我已然感到自己与张老师奇妙地联结了。通过这门课程的学习，我体察到自己认知思维的改变，逐渐认识到人的存在就是与方方面面联结，要用一种平和的心态接纳它，生命才会变得自在。

又有听众评论道——

听到最后一讲，仿佛苏轼衣袂飘飘遨游于宇宙天际，吟哦《水调歌头》。世界浩瀚广大，自在无穷，慈悲无上，有点点泪光在心海闪烁汇成亘古宇宙，归于寂静。感恩！

　　说实话，读这样的话语颇为受用。我们都是期待心灵联结的，期待被"懂"的。我并不奢望所有读者都喜欢本书，即便是在我看来，它也远非完美。可是真实的力量远大于完美的力量，写这本书只能说是做到问心无愧了。

　　花城出版社的林宋瑜女士从这门课程的听众之一，变为本书的策划编辑；我的学生杨醉文为此书精心创作了插画。需要感谢的人还有很多，这里就一并谢过吧。愿各位平安自在！

张沛超

2020年3月10日于香港岛